临床诊疗指南

骨　科　分　册

中华医学会　编著

人　民　卫　生　出　版　社

图书在版编目(CIP)数据

临床诊疗指南·骨科分册/中华医学会编著.—北京：人民卫生出版社，2009.1

ISBN 978-7-117-10259-9

Ⅰ.临… Ⅱ.中… Ⅲ.①临床医学-指南②骨疾病-诊疗-指南 Ⅳ.R4-62 R68-62

中国版本图书馆 CIP 数据核字(2008)第 075183 号

临 床 诊 疗 指 南

骨 科 分 册

编　　著：中华医学会
出版发行：人民卫生出版社（中继线 010-59780011）
地　　址：北京市朝阳区潘家园南里 19 号
邮　　编：100021
E - mail：pmph @ pmph.com
购书热线：010-59787592 010-59787584 010-65264830
印　　刷：北京虎彩文化传播有限公司
经　　销：新华书店
开　　本：787×1092 1/16 **印张**：14.25
字　　数：263 千字
版　　次：2009 年 1 月第 1 版 2025 年 1 月第 1 版第 20 次印刷
标准书号：ISBN 978-7-117-10259-9/R·10260
定　　价：35.00 元

内 容 提 要

本书为《临床诊疗指南·骨科分册》，全书分为9篇36章，主要阐述常见骨科疾病的诊断与治疗原则等，内容包括：创伤骨科、骨感染、骨结核、骨关节炎、代谢性疾病、骨与软组织肿瘤、运动系统畸形、脊柱疾病、肩部疾病、肘部疾病、腕及手部疾病、髋部疾病、膝部疾病、足部疾病等。全书内容简明扼要，适用于各级骨科医师。

序

在卫生部的领导和财政部的支持下，中华医学会、中华口腔医学会和中华护理学会组织了50多个专科分会的医学专家和学者编写出版了这套《临床技术操作规范》与《临床诊疗指南》。这是我国医疗卫生工作中的一件具有里程碑意义的大事。我为此感到由衷的高兴，并表示热烈祝贺。

当前医学科学技术迅猛发展，新理论、新技术、新设备不断涌现，医学模式的转变，人口的老龄化，疾病谱的变化为临床医学提供了新的发展机遇，也带来新的挑战，对临床医务人员提出了新的更高的要求。《临床技术操作规范》与《临床诊疗指南》总结了我国医学专家多年的临床实践经验，凝聚了我国老、中、青三代医务人员的智慧，同时吸纳了循证医学证实了的医学科技进展。《临床技术操作规范》与《临床诊疗指南》的出版适应了当代发展的需求，将进一步指导和规范医务人员的诊断、治疗、护理等业务工作行为，有章可循。广大医务工作者要认真学习、执行《临床技术操作规范》和《临床诊疗指南》，为人民群众提供高质量的医疗服务。这必将对提高医疗质量，保障医疗安全发挥重大的作用。《临床技术操作规范》与《临床诊疗指南》的出版发行也为卫生行政部门加强医疗服务的监管提供了科学的依据。

编写《临床技术操作规范》与《临床诊疗指南》是一项艰巨浩大的工程。参加编写的专家来自全国各地，有已为我国医疗卫生事业做出重要贡献的老一辈专家，也有在医、教、研领域担当重任的中年学者，还有冉冉升起的医学新星。在编写过程中，专家们尽心尽责，严肃认真，保证了《临床技术操作规范》与《临床诊疗指南》的科学性和可操作性。我代表卫生部并以我个人的名义对中华医学会、中华口腔医学会、中华护理学会和各位编写专家表示衷心的感谢。

现代医学科技发展日新月异，循证医学成果推陈出新。《临床技术操作规范》与《临床诊疗指南》第一版难免存在不足。中华医学会、中华口腔医学会和中华护理学会要结合新成果和广大医务工作者对第一版提出的不足之处，对《临床技术操作规范》与《临床诊疗指南》定期修订，使其日臻完善。

卫生部部长

2008年12月2日

序

在国家卫生部的重视和领导下，中华医学会组织编写的《临床诊疗指南》出版了。这是继《临床技术操作规范》出版后，我国医疗卫生管理界的又一项开创性的出版工程。这部旨在指导全国广大医务工作者临床诊疗行为的巨著的成功出版，是全国军地医疗卫生界数千名专家教授精诚合作的成果。我谨代表全军广大卫生人员，向为本书编写和出版工作付出辛勤劳动的军地医学专家、中华医学会和人民卫生出版社，致以崇高的敬意和衷心的感谢！

出版与《临床技术操作规范》相配套的《临床诊疗指南》，是加强医院科学化管理、保证正常医疗秩序、提高医疗工作质量的前提。随着当代医药科技的迅猛发展，信息技术、生物技术和其他高新技术在各领域的广泛应用，临床诊疗新理论、新技术、新方法不断涌现，医学学科之间、医学学科与人文社会学科之间也广泛相互渗透、影响，形成了一大批引人注目的医学新学科。同时，人口的老龄化、疾病谱的变化、全民卫生保健意识的不断增强，特别是随着国家医改的逐步深入，对广大医务工作者的临床诊疗技术和执业能力提出了更高的要求。学习新理论，掌握新技术，不断提高诊治水平，是军地广大医务人员所面临的共同任务，更是提高我国医疗事业整体水平的紧迫需要。

中华医学会组织编写的这部《临床诊疗指南》，全面、系统地介绍了医学科学的最新进展，既有科学可靠的临床诊断标准，又有优化先进的临床治疗方案，充分体现了科学性、先进性、权威性的有机统一，这部巨著的出版，对于加强军队医院科学化管理，保证正常医疗秩序，提高医疗工作质量，确保医疗安全，都具有重要的指导意义。我希望，军队各级医疗机构以及全体医疗工作者，在严格执行《临床技术操作规范》的同时，重视抓好《临床诊疗指南》的学习和使用。以一流的业务技术，一流的医疗质量，一流的服务水平，为广大患者提供更优质的服务，为繁荣我国军地卫生事业，不断做出更大的贡献。

总后勤部卫生部部长 张雁灵

2008年12月

前　言

《临床诊疗指南》是由国家财政部支持、卫生部领导、中华医学会组织编写的指导全国临床医务人员诊断治疗行为的第一部医学学术巨著。

现代临床医疗工作随着信息技术、生物技术和其他高新技术的发展和应用，临床新技术不断涌现，各相关学科的专业分化和交叉更加明显，对疾病的预防、诊断、治疗和转归、康复的认识更加深入，推动着临床医疗事业日新月异的向前发展。尤其是近年发展起来的循证医学采用信息技术，经过大样本的分析研究，在取得充分可靠证据的基础上，提出科学可靠的诊疗方案，实现优化的临床诊断治疗。人类疾病纷繁复杂，病人的病情千变万化，探求疾病预防、诊断、治疗、转归、康复的规律，是对广大医务人员的挑战，更是面临着新的发展机遇。

随着我国社会主义市场经济和社会事业的协调发展，人民生活水平的不断提高，对医疗服务的质量和水平提出了愈来愈高的要求。医务人员必须具备全面的医学理论知识、熟练的医疗技术操作能力、丰富的临床实践经验和良好的医德；要不断更新知识和技术，提高临床诊断治疗水平才能胜任临床医疗工作；要在医疗过程中对每一个病人进行连续、严密的观察，及时准确地做出分析、判断和处理，提供规范化服务。

为了满足广大医务人员学习提高业务水平的需要，对医务人员临床诊断、治疗工作进行具体的指导，使诊疗行为有章可循、有据可依，以有利于提高医务人员的综合素质，提高医疗服务的质量，有利于加强医疗工作的管理，有利于提高人民群众的健康水平，制定符合我国国情的临床诊断治疗指南，成为我国医疗事业发展过程中的一件大事。正是基于这样的考虑，在国家财政部的支持下，卫生部委托中华医学会组织专家编写了《临床诊疗指南》。

自2001年开始，《临床诊疗指南》在卫生部的领导下，中华医学会牵头组织了中华口腔医学会和临床专业密切相关的56个专科分会，由数千名专家教授历经4年编写而成。《临床诊疗指南》内容丰富翔实，具有科学性、权威性、先进性、指导性的鲜明特点，供全国各级医疗机构及其医疗专业人员在临床医疗工作中参照使用。大家在实践中如发现有什么问题或意见和建议，希望能及时反馈给中华医学会，以便再版时进行修订。

《临床诊疗指南》按学科以分册的形式将陆续出版发行。

中华医学会

2004年9月

临床诊疗指南

领导小组名单

组　长　陈　竺

副组长　黄洁夫　王国强　马晓伟　陈啸宏　刘　谦　尹　力
　　　　　张雁灵　陈新年　钟南山

成　员（以姓氏笔画为序）
　　　　　巴德年　王正国　王　羽　王忠诚　王海燕　王澍寰
　　　　　史轶蘩　白书忠　买买提明·牙生　刘彤华　刘　俊
　　　　　刘雁飞　庄　辉　朱晓东　汤钊猷　祁国明　吴孟超
　　　　　吴明江　吴咸中　张震康　李兰娟　李秀华　沈倍奋
　　　　　邱贵兴　陆道培　陈可冀　陈洪铎　陈香美　金连弘
　　　　　胡亚美　郝希山　郭应禄　顾玉东　高润霖　韩济生
　　　　　韩晓明　戴建平　魏于全

领导小组办公室

主　任　张宗久　韩晓明(兼)

副主任　赵明钢　姜永茂

临床诊疗指南

编辑委员会名单

临床诊疗指南·骨科分册

编 写 说 明

随着我国改革进程的加速和社会进步，人们的观念、行为及社会生活诸方面均发生了深刻的变化，特别是以“经济活动为核心”的生产、生活方式的巨变，以及我国民主与法制建设的要求，迫使人们越来越注重各种生产实践的行为均要符合相应的要求和规范。医疗实践活动是一种与每个人生产、生活密切相关而又具有高风险、特殊的社会实践活动之一。然而，纵观我国医疗活动的历史与现状，迄今还没有一个全国通用的医疗实践行为规范或指南，因此为了规范医务人员的医疗行为，避免不必要的医疗纠纷和尽快与国际接轨，在卫生部统一部署下，由中华医学会牵头，组织各专科分会编写相关的医疗诊断与治疗常规和技术操作规范。在这样的背景下，编写《临床诊疗指南·骨科分册》及《骨科技术操作规范》（以下分别简称《指南》与《规范》）的重任就落在了骨科学分会的肩上。

但是，我们深感编写这样一本全国范围内统一使用的《指南》与《规范》是一项极其复杂的系统工程，必须慎之又慎。为了使《指南》与《规范》既能规范广大骨科医师的行为，指导骨科诊疗技术的开展，又不至于束缚骨科医师的临床实践，从而有利于骨科学的进步与健康发展，骨科学分会从一开始就高度重视这项工作的重要性、复杂性和艰巨性，成立了以院士和骨科老前辈为顾问，骨科学分会常委及部分专家为编委的组织架构和学术委员会，下设写作小组，以广东省、上海市的专家和北京协和医院分别编写的《骨科治疗指南及技术规范》为蓝本，编写《指南》与《规范》草稿后，将电子版发送给每一位编委审阅、修改，并根据各位编委的意见修改，这样反复三次后再分别在广州和北京的骨科常委扩大会上讨论、修改，并于 2007 年 3 月在杭州，在中华医学会学术部的参与下，邀请《指南》与《规范》顾问王正国院士、顾玉东院士一起讨论骨科与创伤及手外科相互交叉的内容，并形成一致意见，即与骨科交叉的相关内容可直接参考创伤与手外科已出版的《指南》与《规范》。同时，要以教科书及成熟的理论和技术为准，力求使《指南》与《规范》简明扼要并具有可操作性。最后按照上述原则再次修改后成定稿。

《临床诊疗指南·骨科分册》与《骨科技术操作规范》即将与大家见面，但由于这项工作本身的复杂性和特殊性，加上生命科学的不断发展，新的技术、新的理论不断更新，《指南》与《规范》肯定存在不少问题或不足之处，希望广大骨科同仁在应用中多提宝贵意见，以便今后修订时不断改正和完善，从而使之成为全国骨科医师的必备读物。

最后在本书即将出版之际，谨对中华医学会领导的多次关心，对参与本书编写、修改的相关骨科专家，特别是刘尚礼教授、侯筱魁教授等提供的支持以及王正国院士、顾玉东院士在百忙中参与定稿，一并表示诚挚的感谢。

中华医学会骨科学分会主任委员

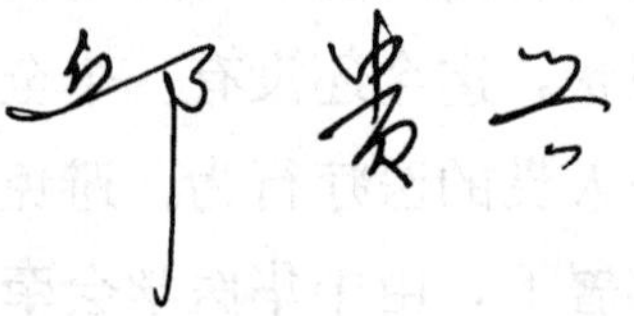

2007年8月31日

临床诊疗指南·骨科分册

编著者名单

顾问委员会（以姓氏笔画为序）

王正国	中国工程院院士	第三军医大学野战外科研究所
王澍寰	中国工程院院士	北京积水潭医院手外科
卢世璧	中国工程院院士	解放军总医院骨科
荣国威	教授	北京积水潭医院骨科
顾玉东	中国工程院院士	复旦大学附属华山医院手外科
党耕町	教授	北京大学第三医院骨科
戴尅戎	中国工程院院士	上海交通大学医学院附属第九人民医院骨科

主　　编　邱贵兴　中国工程院院士　北京协和医院骨科

副 主 编（以姓氏笔画为序）

杨庆铭	教授	上海交通大学医学院附属瑞金医院骨科
侯树勋	教授	解放军总医院第一附属医院骨科
裴福兴	教授	四川大学华西医院骨科

编　　委（以姓氏笔画为序）

卫小春	教授	山西医科大学第二医院骨科
王坤正	教授	西安交通大学第二医院骨科
田　伟	教授	北京积水潭医院骨科
刘尚礼	教授	广州中山大学附属第二医院骨科
杨惠林	教授	苏州大学附属第一医院骨科
陈百成	教授	河北医科大学第三医院骨科

陈仲强	教授	北京大学第三医院骨科
陈安民	教授	华中科技大学同济医学院同济医院骨科
林建华	教授	福建医科大学附属第一医院骨科
范广宇	教授	中国医科大学附属第一医院骨科
侯筱魁	教授	上海交通大学医学院附属第九人民医院骨科
姜保国	教授	北京大学人民医院骨科
曾炳芳	教授	上海交通大学医学院附属第六人民医院骨科

目　　录

第一篇　创伤骨科

第二篇 关节外科

第三篇 脊柱外科

第四篇　运动系统畸形

第五篇 骨与关节感染

第六篇 骨与关节结核

第七篇 骨与软组织肿瘤

第八篇 骨与软骨发育及代谢性疾病

第九篇 非化脓性骨关节炎

第一篇　创伤骨科

第一篇　临床思维

第一章　创伤与急救基本问题

骨折系指骨的完整性和连续性受到破坏。绝大多数骨折为各种各样暴力所引起；也有一些少见的骨折并无明显外伤史，如病理性或疲劳性骨折。关节失去正常的对合关系称为脱位。骨折、脱位的诊断依靠病史、查体和影像学检查往往并无困难，但对于没有明显移位的成人骨折及儿童、青少年的青枝骨折需注意不可过度依赖影像学检查，以免漏诊；高能量损伤，如交通事故、高处坠落等严重创伤造成的多发性骨折也易出现漏诊，接诊时要注意全面检查。

骨折、脱位的治疗方法很多，但均包括复位、固定、功能锻炼三大内容。良好的复位及恰当的固定是早期功能锻炼的基础，而积极、正确的功能锻炼是患者早日恢复正常生活、工作能力的关键。

软组织损伤较骨折、脱位更为常见，诊治过程中往往因骨折、脱位的存在而被忽略，但其却能直接影响到骨折、脱位的修复；严重的软组织损伤可因局部血供障碍而继发组织坏死、感染而致骨折延迟连接、骨不连、骨髓炎等不良后果，加重治疗困难。

第一节　多发骨与关节损伤

一、首次检查和抢救

在首次检查时应用“ABCDE”法则，包括气道（Airway）、呼吸(Breathing)、循环（Circulation）、伤残（Disability）和暴露（Exposure）。优先考虑的身体功能是主要核心器官的氧气和营养的供应，如果这些功能受损，将很快导致死亡或永久性损伤。需要注意的是呼吸功能受损比血压下降和循环衰竭更快地威胁生命，而气道阻塞比呼吸功能受损更快地引起死亡。另外，发现随时威胁生命的问题，应在首次检查时立即实施抢救措施。

1. 气道处理　是对所有创伤患者应优先考虑的，呼吸噪声、打鼾、发出咯咯声或尖声及呼吸困难都表明有气流异常和口腔、气管的不通畅。必须检查口腔和咽部，清除所有阻塞物；必须给予吸氧；必须经常重复检查气道的通畅，尤其是对于有面部损伤的患者。

2. 快速评估患者的呼吸 精神状态改变或呼吸音异常提示氧合或通气功能受损。首次检查最常发现的威胁生命的胸部损伤是张力性气胸、大量血胸、心脏压塞、连枷胸、胸部开放伤和气胸。

3. 在建立静脉通路、输液的同时进行循环的判断。

二、第二次检查

在了解和稳定危及患者生命的损伤后，应从头到脚进行彻底的检查。对那些已经在首次检查中发现的问题必须重复检查。最重要的是持续监测、重新判断，在第二次检查和最终治疗的同时进行复苏。尽可能地获取完整的病史。第二次检查时应彻底体格检查，应考虑进行其他诊断试验。经钝性伤后高度可疑脊柱损伤的患者，还应拍骨盆、胸椎和腰椎的正位及侧位 X 线片。动脉造影、CT 扫描、泌尿生殖系统造影等，可根据具体情况采用。应避免就医于无法进行重要生命体征监测或不能进行急诊抢救的地方。

三、最终治疗和第三次检查

在鉴别和处理威胁生命的损伤后，进行最终治疗，包括可能需要的所有特殊检查。此时可以实施总体治疗计划，同时根据患者的损伤类型考虑优先顺序和专科会诊意见。第三次检查应在第二次检查后尽早进行，重新仔细进行有序的评估和全面检查。其他检查应根据患者的病情稳定情况和继续抢救的需要加以考虑。

第二节 创伤性休克

休克分度见表 1-1。颈动脉、股动脉和桡动脉水平脉搏存在与否有助于估计收缩压。在以上三点扪及脉搏提示收缩压高于 80mmHg；在颈动脉和股动脉可扪及而在桡动脉不能扪及脉搏则提示收缩压约在 70mmHg；只能扪及颈动脉搏动提示收缩压在 60mmHg。还要注意皮肤颜色、温度和毛细血管充盈时间。毛细血管充盈时间大于 2 秒为异常。根据多个临床参数来判断是否存在休克（定义为组织/器官灌注不良）及其程度，并对出血（会引起或加重休克）进行相应治疗。出血性休克的抢救包括以最大限度地加快输液。对大多数失血患者可首先给予 2～3L 温的等渗盐水。继续监测患者的反应如何，Ⅰ度休克出血表现稳定，不需要立即输血。Ⅱ度和Ⅲ度休克可能表现为短暂的好转反应，但然后常常又加重，需要进一步输液和（或）输血。持续的出血可能需要手术处理，而反应不良必须大量输液。监测应包括生命体征、中枢神经系统状态、皮肤灌注和尿量等。对于不能维持反应或根本无反应的，应监测中心静脉压、动脉血气，并进行序列的灌注，但迅速的手术止血常能收到最佳效果。高龄或疑有心肌功能障碍的患者，应考虑心电图和Swan-Ganz导管。对短暂反应或无反应者常需重复输血。在严重休克或出血患者（收缩压低于80mmHg或对输液无反应），应先输入新鲜冷冻血浆、血小板和钙，而不是晶体液，同时保持患者和输入液体的温暖。所有这些措施只能看作维持血压的临时或短期方法，只是在手术止血前作为支持生命使用的。不能试图单独依靠输液来稳定失血患者的生命体征。

表1-1 休克分度

分度	血容量丢失（%）	体征和症状	输液治疗
Ⅰ	10～15（500～750ml）	较少	晶体液
Ⅱ	20～30（800～1500ml）	心动过速，呼吸过速，焦虑，动脉搏动减弱，毛细血管充盈减慢	晶体液（2～3L）
Ⅲ	30～40（2000ml）	心动过速，呼吸过速，收缩压下降，兴奋，思维混乱，出汗，皮肤苍白	晶体液和血液（估计占失血量3：1比例输血）
Ⅳ	＞40（＞2500ml）	即刻危及生命：血压明显下降或测不到，昏迷，心动过速，呼吸过速，发冷，皮肤湿冷	快速输入红细胞、晶体液、血液成分；对腔内出血（腹腔，胸腔，骨盆）可能需要手术

第三节 骨筋膜室综合征

【概述】骨筋膜室综合征是指由骨、骨间膜、肌间隔和深筋膜组成的骨筋膜室内的肌肉和神经因室内压力增高、急性缺血而产生的一系列症状和体征。常见于前臂掌侧和小腿闭合性严重创伤，间隔内组织进行性水肿、出血，或因肢体包扎过紧、严重局部压迫导致相应间隔内压力增高、肌肉、神经急性缺血，如不及时治疗，常造成缺血性坏死、挛缩（如Volkmann挛缩），带来严重病残。

【分类】

1. 濒临缺血性肌挛缩　指严重缺血早期，经积极处理及时恢复血液供应，可避免发生或只发生少量的肌肉坏死，而不影响患肢的功能或影响很小。

2. 缺血性肌挛缩　时间较短的完全缺血，或程度较重的不完全缺血经积极治疗，恢复其血供后，有部分肌肉组织坏死，由纤维组织修复，形成瘢痕挛缩，出现特有的畸形如爪形手、爪形足等。

3. 严重的完全缺血性组织坏疽。

【诊断】 骨筋膜室综合征的早期临床表现以局部为主。只是在持续缺血，发生广泛坏死时，才出现全身症状，如体温升高、脉搏增快、血压下降、血沉加快、尿中出现血红蛋白等。临床表现为：

1. 患肢持续进行性剧烈疼痛，为早期症状，到晚期疼痛消失。

2. 神经组织对缺血最敏感，感觉障碍出现早，表现为受压神经支配区感觉麻木、异常。

3. 手指或足趾呈屈曲状态，肌力减弱，被动牵伸指或趾时可引起剧烈疼痛，为肌缺血的早期症状。

4. 患肢表面皮肤略红、温度稍高、肿胀、压痛、张力增高，到晚期出现患肢苍白或发绀。

5. 早期患肢远端脉搏、毛细血管充盈时间可能正常，晚期脉搏消失。

【治疗】

1. 本症一旦确诊，应立即切开所有内压增高的骨筋膜间隔。早期彻底切开筋膜减压是防止肌肉和神经发生缺血坏死的唯一有效方法。如张力过高，伤口可不缝合，待消肿后进行二期缝合或植皮闭合伤口。

2. 处理全身症状，包括抗休克、纠正酸中毒和高钾血症、处理肾衰竭。

3. 必要时截肢。

第四节 挤压综合征

【概述】 挤压综合征通常指四肢或躯干肌肉丰富部位，遭受外界重物长时间的挤压或长时间固定体位下躯体的自压，而造成肌肉组织的缺血性坏死，出现以肢体肿胀、肌红蛋白尿、高血钾为特征的急性肾衰竭。该病早期不易被诊断，常延误诊断和治疗，病死率较高。

【临床表现】

1. 病史 曾在长时间受重物压迫或昏迷状态下，患肢受自身躯体压迫，多发生于地震、塌方、翻车等意外事故中。

2. 局部表现 主要表现为外伤后肢体肿胀，皮肤有压痕、变硬、皮下淤血，皮肤张力增加，受压皮肤周围有水疱形成。值得注意的是，即使压迫肢体部位的远端脉搏不减弱，肌肉组织仍有发生缺血坏死的危险，要注意检查肢体的肌肉和神经功能，以判断受累的骨筋膜间隔区内肌群情况。

3. 全身反应

(1) 休克：可因挤压伤引起强烈神经刺激、广泛组织破坏和大量血容量丢

失，而迅速发生休克。

(2) 肌红蛋白尿：如挤压伤，肢体解除压力后，24 小时之内出现“褐色尿”或“血尿”，应考虑肌红蛋白尿。肌红蛋白在血中和尿中的浓度，于肢体受压后 12 小时达高峰，以后逐渐下降，1～2 天后可恢复到正常水平。

(3) 高钾血症：因肌肉坏死，大量的细胞内钾进入循环，加以肾衰竭排钾障碍，在少尿期，血钾可以每日 2mmol/L 上升，直到致命的水平。高血钾同时伴有高血磷、高血镁和低血钙，可以加重高血钾对心肌的抑制和毒性作用。

(4) 酸中毒及肾衰竭：肌肉缺血坏死，使大量酸性物质释放，使体液 pH 降低，致代谢性酸中毒，加上外伤组织分解代谢旺盛，大量中间代谢产物积聚体内，非蛋白氮、尿素氮迅速升高，出现急性肾功能不全，少尿、无尿，以及神志不清、呼吸深大、烦躁、口渴、恶心等酸中毒、尿毒症表现。

【诊断】

1. 详细了解挤压伤病史，褐色尿、血尿、休克等症状。

2. 少尿、无尿，尿量少于每日 400ml 时，或持续少于 17ml/h 或 12 小时内无尿。

3. 尿相对密度低而固定在 1.010 左右，尿液检查蛋白阳性，有红细胞、白细胞和颗粒管型。

4. 肌红蛋白在血和尿中的浓度升高，但在 1～2 天后可渐恢复正常，天冬氨酸氨基转移酶（AST）增高。

5. 血钾迅速增高，尿尿素氮/血尿素氮之比＜10∶1，尿肌酐/血肌酐之比＜20∶1。

6. 血 pH 小于 7.35，标准碳酸氢盐（SB）小于 20mmol/L。

7. 连续监测心电图异常。

8. 分级

Ⅰ级：肌红蛋白尿试验阳性，肌酸磷酸激酶（CPK）明显增高，而无急性肾衰竭等全身反应者。

Ⅱ级：肌红蛋白尿试验阳性，CPK 增高更明显，血肌酐和尿素氮增高而无少尿，但有明显的血浆渗入组织间隙，有效血容量丢失，出现低血压者。

Ⅲ级：肌红蛋白尿试验阳性，CPK 明显增高，少尿或无尿，休克，代谢性酸中毒以及高钾血症。

【治疗】

1. 现场抢救与判断　在突发灾难性事故中，肢体或躯干长时间受压者应特别注意，现场不能处理者，应做标记，及时转运。

（1）早期预防措施：受压超过 1 小时以上伤员，可用 5%碳酸氢钠 150ml 静脉滴注，碱化尿液，避免肌红蛋白在肾小管中沉积。

（2）补充血容量，防止休克。

（3）患肢早期切开减张，避免肌肉缺血坏死，防止和减少坏死肌肉释放有害物质侵入血循环，减轻中毒症状，也有利于患肢功能恢复。

2. 患肢处理

（1）截肢指征

1）肢体长时间受压，患肢无血运或有严重血供障碍者。

2）估计即使保留肢体也确无功能者，或经减张等处理后患肢的毒素吸收所致的全身中毒症状不能缓解，并有进一步加重趋势者。

3）合并有特异性感染，如气性坏疽。

（2）切开减张术：不论肢体受压时间的长短或患肢远端脉搏的有无，凡局部明显肿胀、张力高或局部有水疱发生，或有相应的运动感觉障碍者，均应切开减张，并做到每一受累的骨筋膜间隔完全彻底的切开，清除所有缺血坏死组织，如组织是否存活一时难以判断，可 24 小时后再次清创。

3. 相应骨折处理　如有骨折，宜用外固定支架、骨牵引等固定肢体。

4. 急性肾衰竭的处理

（1）少尿期的治疗

1）控制入水量：详细记录入水量，除饮水或静脉补液外应包括内生水，体温升高 1℃可增加 200ml 水，估计失水量时应包括显性失水和非显性失水。

2）纠正酸中毒。

3）纠正高血钾：禁忌含钾饮食或药物，或使用库存血。如血钾持续升高，应考虑腹膜透析、血液透析。应用利尿剂，控制感染。

（2）多尿期的处理：多尿期早期仍有尿毒症。在全身水肿高峰期，仍按少尿期处理，注意电解质平衡，防止低钠、低氯。氮质血症消失后，应增加蛋白质摄入。

第五节　脂肪栓塞综合征

【概述】　脂肪栓塞综合征多发生在严重创伤，特别是长管状骨骨折以后，是以进行性低氧血症、皮下及内脏出血点、意识障碍、呼吸困难为特征的综合征。临床上可无症状或症状轻微，亦可表现为暴死而无其他脂肪栓塞综合征的表现。创伤越严重，脂肪栓塞发生率越高，症状也越严重。全身各脏器都可被侵犯，肺栓塞、肾栓塞在临床上比较常见。

【分类】 根据临床表现，大致可分为以下几型：

1. 暴发型 伤后短时间清醒，很快发生昏迷，或在长管状骨骨折复位操作过程中，突然发生昏迷，有时出现痉挛、手足颤动等症状，1～3 天内死亡。临床诊断较困难，往往在尸检后才明确诊断。

2. 完全型或典型症候群型 往往在损伤 12 天后由意识完全清醒转向意识模糊不清，出现发热、脉搏快、呼吸急促、胸闷、上腔静脉分布区域内皮下点状出血。

3. 不完全型或部分症候群型 临床表现轻，但仍可显示低氧血症。

【诊断】

1. 主要标准

(1) 点状出血，常见于头、颈、上胸部皮肤或黏膜部位点状出血。

(2) 呼吸急促，发绀，胸片显示弥漫性或暴风雪样阴影。

(3) 非颅脑外伤所引起的昏迷、抽搐、痉挛等脑部症状。

2. 次要标准

(1) 血氧分压下降，低于 60mmHg。

(2) 血红蛋白在伤后无明显失血的情况下，持续、迅速下降。

3. 参考标准

(1) 脉搏加快。

(2) 发热。

(3) 血小板下降。

(4) 尿中有脂肪滴。

(5) 血沉增快，可超过 70mm/h。

(6) 血清酯酶增加。

(7) 血中游离脂肪酸增加。

上述标准中，主要标准有 2 项，或主要标准有 1 项，而次要标准、参考标准有 4 项以上时可确定诊断。无主要标准项目，只有次要标准 1 项及参考标准 4 项以上者，疑为隐性脂肪栓塞综合征。

【治疗】

1. 呼吸支持治疗是脂肪栓塞综合征最基本的治疗措施。症状较轻者，面罩供氧，定时血气分析，使氧分压维持在 7.98kPa 以上。对进行性呼吸困难者，应即行气管切开或气管插管，尽早用人工呼吸机辅助呼吸。

2. 维持有效的循环容量，预防肺水肿，及时补充新鲜血液、白蛋白、保持血液胶体渗透压，以减轻肺部间质水肿。如果有效容量的维持得到保证，补液应保持出入量的负平衡。

3. 药物治疗

(1) 激素：如在有效的呼吸支持下，血氧分压仍不能维持7.98kPa以上时，应使用激素，从而减轻肺水肿，降低毛细血管通透性，减轻游离脂肪酸对呼吸膜的毒性作用。

(2) 高渗葡萄糖：对降低儿茶酚胺的分泌、缓解游离脂肪酸的毒性有一定效果。

(3) 白蛋白：能与游离脂肪酸结合，使后者毒性作用降低。

4. 骨折的治疗应根据全身情况和骨折严重程度给予处理，强调有效的固定和轻柔的操作。

第六节 开放性骨折

【概述】 骨折端或骨折血肿经软组织创口与外界空气相通称为开放性骨折。

【临床表现】 患肢可见皮肤及软组织创面，部分患者就诊时骨折尖端尚暴露在外；多发生于交通事故、高空坠落、机械绞轧、枪弹伤等高能量损伤之后，患者可同时伴有烦躁、精神萎靡、虚汗、手足发冷、心率加快、血压进行性下降等创伤性、失血性休克表现。

【诊断】

1. 直视下见到骨折端，或伤口内流出漂浮油滴的血液，或急诊探查时可直接触及骨质，可诊断为开放性骨折。

2. X线表现

(1) X线片上骨折端露出于软组织阴影之外。

(2) 软组织内有空气阴影。

3. 开放性骨折常合并血管、神经损伤，应检查患肢远端动脉搏动、皮温皮色及肢体感觉、运动有无异常。疑有血管损伤者应行多普勒超声波检查。

4. 注意全身情况，警惕有无内脏或其他伴发损伤。

5. 分型 开放性骨折Gustilo-Anderson分型：

Ⅰ型：伤口清洁，长度不足1cm。

Ⅱ型：伤口长度超过1cm，但无广泛软组织挫伤，骨折端仍有血供。

Ⅲ型：软组织损伤严重，创缘血供不良，可伴有重要神经血管损伤。

6. 潜在性开放骨折，由于重力碾锉，在造成骨折的同时使皮肤广泛皮下剥离；此时皮肤不一定有伤口，但以后往往部分或全部坏死，转化为开放性骨折。

【治疗】

1. 视全身情况和生命体征而定，复合伤患者应由有关科室人员共同处理。

2. 止血带的应用 伤口内有活动性出血时需加压包扎或用止血带，并立即转送手术室探查血管损伤。如患者来院时已使用止血带，必须询问止血带使用时间和是否曾定时放松，应即行伤口包扎后松除止血带，松除止血带后如仍有后续出血，应立即使用器械止血。如止血带持续安放时间过久，估计组织已广泛坏死，则止血带不宜立即放松，必须做好输血、补液等准备工作后方可缓慢松除止血带，以免毒素骤入血循环引起血压突降。

3. 伤口用消毒敷料或尽可能干净的毛巾、衣物等加压包扎，并抬高患肢，未经清创，切勿将外露的骨折端还纳。

4. 治疗原则为尽早变开放性骨折为闭合性骨折。伤口的关闭需考虑以下因素：

(1) 受伤时间：一般 8 小时以内的新鲜伤口可以彻底清创后一期缝合，伤口张力过大的可通过成形手术缝合或做减张切口；8～24 小时以内伤口仍可做清创术，能否缝合则应根据伤口的具体情况而定；超过 24 小时的创口已有感染者，不宜做清创术，可去除伤口内可见到的异物。

(2) 伤口情况：如有严重污染、天气炎热、创面已转灰暗并有异味时，即使伤后不满 8 小时，清创后仍不宜一期缝合；反之如果伤后已超过 8 小时，但创面比较洁净，清创后仍可缝合。

(3) 皮肤缺损：皮肤有缺损时首先考虑用中厚层皮肤移植。骨骼、神经、血管和裸露肌腱表面均不宜做游离植皮，可根据具体情况和条件采用转移皮瓣、带蒂皮瓣或吻合血管的皮瓣移植来覆盖创面。由于创伤区周围皮肤可能也受过暴力，做转移皮瓣需慎重考虑。

(4) 皮肤剥脱：广泛的皮肤皮下剥脱伤，虽无明显伤口或伤口较小，但经判断已有明显血运障碍者，应急诊切除后植皮。若判断不清时，应抽出皮下积血、密切观察，可在伤后 48～72 小时在麻醉下检视伤口，做第 2 次清创术，清除在 48～72 小时内新形成的坏死组织，并采用合适的皮瓣覆盖创面。

5. 骨折固定 伤后时间短且伤口洁净可采用内固定，以简便、可靠而又不增加软组织损伤为原则，感染机会较多的小腿和大腿开放性骨折可考虑外固定架，或采用骨牵引，以便于更换敷料。如骨折复位不佳，需待伤口完全愈合后再行处理。在伤口未可靠愈合时强行手法复位可能使伤口感染。已做骨牵引者，可调整骨牵引以矫正畸形。

6. 血管、神经损伤的处理

(1) 神经断裂者需争取对端缝接。有缺损者应用黑丝线或金属丝将两断端固定在邻近软组织上，有助于二期修复时辨认，且可防止神经回缩。

(2) 主要血管断裂者应迅速吻合。动脉缺损可采用自体静脉倒置移植，血循环建立后应第 2 次清创。

(3) 动脉缺损又有皮肤缺损者可考虑运用显微外科技术设计一期组织移植，同时解决皮肤和血管的缺损。

7. 常规使用破伤风抗毒素 1500U，给药前须做皮肤过敏试验，阳性者需用脱敏注射。污染严重者应给 4500U，或伤后每周 1 次，共给 3 次。对有粪便、污泥等重度污染的伤口，伤后应注射多价气性坏疽抗毒素 10 000U。如疑有气性坏疽，应立即一次注射抗毒素 30 000～50 000U。

8. 开放性骨折本身的主要潜在危险为感染。重度开放性骨折还涉及肢体能否保留的问题。预防感染主要依靠彻底的清创，同时应尽早使用抗生素预防感染，选用广谱抗生素。术后严密观察患肢的血循环和有无感染发生。如有感染需及早引流。

第二章 骨　　折

第一节 上肢骨折

一、锁骨骨折

常见的骨折之一，约占全身骨折的5%左右，幼儿更多见。

【概述】 按解剖部位分类：①内侧1/3骨折，由直接暴力引起，可以合并第11前肋骨折；②中1/3骨折；③外侧1/3骨折。大约80%的锁骨骨折发生在中1/3部位。外侧1/3锁骨骨折又可分成两型：①无移位：喙锁韧带未断。②有移位：喙锁韧带已断。

【诊断】

1. 临床表现

(1) 典型表现：有明确外伤史，以间接暴力多见。骨折部位肿胀、淤血、疼痛、患肩及上臂拒绝活动。

(2) 查体：骨折部位肿胀、淤血、外观可有凹陷畸形，可触及骨擦感，锁骨有叩痛。幼儿可根据外伤史；检查时，头倾向患侧，下颏部转向健侧，从腋下托起或提拉上肢出现哭闹或痛苦面容，提示可能有骨折。

2. 检查　X线片可显示骨折及移位情况，对疑有喙锁韧带损伤者，可加拍对称持重时的X线片判定，即双手持4kg左右之重物呈垂直状态下拍双肩正位片。如喙突与锁骨间距加大及骨折端移位程度加剧，则表明喙锁韧带断裂。

【治疗】

1. 内侧1/3骨折　三角巾悬吊上肢4～6周。

2. 中1/3骨折

(1) 儿童无移位骨折，用“8”字形绷带外层用宽胶布加固，固定3～4周。

(2) 有移位者先行手法复位，然后做“8”字形石膏绷带固定，固定时间为4～6周，老人、粉碎性骨折应延长固定期，疼痛消失，两上臂高举过头时不痛，并可摸到锁骨内侧亦有动作，说明骨折部位已有连接。锁骨中 1/3 骨折不强调解剖复位，即使畸形愈合，亦不影响上肢功能。多次复位会产生骨不连接。

锁骨中段骨折手术指征为：①开放性骨折；②有血管神经损伤；③骨不连接；④追求美观或早期活动要求手术治疗等情况。

内固定方法有髓内针固定和接骨板螺丝钉固定。

3. 外侧 1/3 骨折

依据骨折线与喙锁韧带的关系可分为 3 型：

Ⅰ型：骨折在喙锁韧带和肩锁韧带间，骨折相对稳定，无移位，最为常见。治疗上可选择三角巾悬吊保护 6 周左右。

Ⅱ型：喙锁韧带与锁骨近端分离，骨折中度移位。因骨折段与喙锁韧带分离，骨折移位不易手法复位，原则上考虑切开复位及内固定治疗。

Ⅲ型：锁骨外端关节面骨折。一般采取保守治疗，如继发创伤性关节炎可手术切除锁骨远端。

二、肱骨近端骨折

【概述】 肱骨近端骨折系指肱骨头骨折及肱骨解剖颈骨折、肱骨外科颈骨折及肱骨大、小结节骨折。

【诊断】

1. 局部疼痛、肿胀，腋前皱褶处有瘀斑。

2. 需拍正侧位 X 线片。有时正位片显示骨折并无明显移位，但在侧位片上却可看到有明显的成角畸形。如因疼痛而上肢不能上举者，可采用经胸投射法拍片。

【肱骨近端骨折的 Neer 分型】

Ⅰ型：无移位或移位＜1cm 或成角＜45°

Ⅱ型：解剖颈骨折（2 部分骨折）

Ⅲ型：外科颈骨折（2 部分骨折）

Ⅳ型：大结节骨折（2、3、4 部分骨折）

Ⅴ型：小结节骨折（2、3、4 部分骨折）

Ⅵ型：骨折脱位型（2、3、4 部分骨折及累及关节面的骨折）

【治疗】

1. 无移位骨折 一般采用保守治疗，如三角巾悬吊等。1～2 周肿胀消退，疼痛缓解后即开始功能锻炼。

2. 解剖颈骨折 易发生肱骨头缺血坏死，保守治疗效果多不佳，可考虑切开复位及内固定，对老年人或难以复位固定的骨折可考虑一期行关节置换。

3. 外科颈骨折 首选闭合复位治疗。对无移位骨折，用三角巾悬吊。外展型骨折不必复位，三角巾悬吊或石膏固定。内收型骨折，手法复位后外展位固定。粉碎骨折如移位不大也可保守治疗。对骨折移位明显，手法复位困难或有软组织嵌入时，可选择手术切开复位及内固定。

4. 大结节骨折 单纯大结节骨折常有明显的移位，手法复位困难，可行切开复位内固定。如系肩关节脱位合并大结节脱位，肩关节复位后大结节常自发复位。

5. 小结节骨折 少见。多合并关节后脱位。骨块小可行保守治疗。若内旋受限，可行手术复位固定。

6. 3 部骨折和 4 部骨折 手法复位困难，应行切开复位、简单固定，尽量保留肱骨头血运。如发生肱骨头坏死，必要时可行关节置换。

7. 骨折脱位 根据骨折脱位情况决定，2 部骨折脱位首先行闭合复位，必要时进行切开复位。3 部骨折脱位多考虑手术。4 部骨折脱位、累及关节面或关节头劈裂时可考虑关节置换。

三、肱骨干骨折

【概述】 肱骨干骨折多见于青壮年患者，发生率占全身骨折的 1%～1.5%。

【诊断】

1. 有外伤病史，局部肿胀、瘀斑和畸形都比较明显。轻微外伤即产生骨折时，应怀疑病理性骨折。

2. 肱骨干骨折可分为上 1/3、中 1/3 和下 1/3 骨折。肱骨中下 1/3 骨折容易并发桡神经损伤，应检查有无腕下垂，伸指、伸拇和外展拇指功能是否丧失，并详细记录。

3. 拍正侧位 X 线片，上 1/3 骨折的骨折线在三角肌止点的近端，肱骨上段处于内收位，中 1/3 骨折的骨折线在三角肌止点的远端，肱骨上段处于外展位。

【治疗】 肱骨干骨折复位要求不高，接触面达 1/4～1/3、成角畸形不超过 5°都可以获得良好的功能和外观的恢复。多次复位是肱骨干骨折骨不连接的原因之一。

1. 非手术治疗

(1) U 型石膏夹

(2) 悬吊石膏

(3) 胸肱石膏

(4) 尺骨鹰嘴突牵引

后两种方法已很少应用。

2. 手术治疗　手术指征：

(1) 骨折断端间有软组织嵌入。

(2) 开放性骨折有条件的在清创时即行内固定。

(3) 已产生骨不连接者。

(4) 复位位置不满意，希望能达到解剖复位者。

内固定方法很多，有各种接骨板、螺丝钉以及交锁髓内针等。

3. 并发症的处理　桡神经损伤以观察为主，但应使用肌电图随访观察神经恢复情况。大部分患者预后良好。

四、肱骨髁上骨折

肱骨髁上骨折是小儿常见的一种骨折，多发生于10岁以下。

【分型】 根据暴力来源和移位情况，可分为伸直型和屈曲型。跌倒时，肘关节半屈或全伸位、手掌着地，暴力经前臂向上传递而达肱骨下端，使肱骨髁上最薄弱处发生伸直型骨折。其骨折线从前下方斜向后上方，骨折近端移向前方，而骨折远端移向后上方，骨折处向前形成成角畸形；当跌倒时肘关节屈曲、肘后着地，暴力由肘部传至肱骨下端时，发生屈曲型骨折。其骨折线由后下方斜向前上方，骨折远端向前上方移位。

【合并伤】 伸直型骨折近端向前方或侧方移位，可压迫或挫伤肱动脉、正中神经、桡神经。血管损伤后可并发前臂肌肉缺血性挛缩，导致“爪形手”畸形。

【临床表现】 肘部明显肿胀变形，有时出现皮下淤血和皮肤水疱。伸直型骨折时，鹰嘴与远侧骨折片向后方突出，骨折近侧端向前移，外形上似肘关节脱位。但骨折时仍保持肘后三角的关系。合并肱动脉损伤时，桡动脉搏动消失。X线片可以明确诊断。

【治疗】

1. 对无移位或移位小不影响功能的肱骨髁上骨折，可用三角巾固定。移位明显者需行手法复位和石膏固定。

2. 伸直型骨折复位时，用对抗牵引解决重叠移位，同时必须将骨折远端推向桡侧，防止肘内翻。复位后，石膏固定，肘关节屈曲90°。固定后，应密切注意末梢血液循环、手指的感觉和运动情况。手法复位不成功，或因骨折部肿胀和水疱严重无法进行复位时，可行前臂皮牵引或尺骨鹰嘴部骨牵引，经垂直牵引复位。如上述疗法失败，或为陈旧性移位骨折，或疑有血管、神经断裂者，应及时切开探查。

3. 屈曲型骨折治疗原则与伸直型相同，但复位的方向相反。复位后，用石膏托固定，肘关节置于半伸位或伸直位，一周以后改为功能位。

五、肱骨髁间骨折

【概述】 此类骨折多见于成年人。因成年人肱骨下端发育较好，外伤情况下一般不易引起骨折，而是呈现出肘关节脱位的特点。若暴力较强，可出现该处骨折且多呈粉碎状，单纯髁间骨折并不多见。

【诊断要点】

1. 外伤史，明显肿胀、瘀斑，肘后三角关系被破坏。

2. 注意远端肢体有无血液循环障碍和神经损伤迹象。

3. 阅读X线片，注意分型特点：

Ⅰ型：无移位。

Ⅱ型：内、外髁分离，但无旋转。

Ⅲ型：内、外髁分离并有旋转。

Ⅳ型：粉碎性骨折，分离明显，关节面破碎。

【治疗】

1. Ⅰ型 可用石膏托固定，避免肢体进一步肿胀后压迫血管，去除石膏后早期锻炼。

2. Ⅱ、Ⅲ、Ⅳ型 宜做切开复位内固定。

六、肱骨内、外髁骨折

【概述】 肱骨外髁骨折为肘部多发骨折；肱骨内髁骨折虽不多见，但其损伤范围累及整个肱骨滑车，对肘关节的功能影响至关重要。

【诊断要点】

1. 依据外伤史、临床症状及X线所见可明确诊断。

2. 少数诊断困难者可拍双侧肘部X线片进行对比，并观察有无肘部其他伴发伤。

【治疗】

1. 肱骨外髁骨折 无移位者，屈肘90°，前臂略旋前位，以上肢石膏或超肘关节夹板固定；有移位者可先试行手法复位，如复位失败，可考虑手术切开内固定。

2. 肱骨内髁骨折

Ⅰ度骨折：无明显移位者，用长臂石膏托固定4周。

Ⅱ度骨折：移位不明显，仍可采用闭合复位的方法治疗。

Ⅲ度骨折：肘部肿胀严重，闭合复位难成功，应行开放手术内固定。

七、尺骨鹰嘴骨折

【概述】 多为撕脱性骨折，往往移位明显。如系粉碎性骨折，则常是直接暴力所致。

【诊断】 根据外伤史、临床症状及X线所见（主要是侧位片），诊断多无困难。个别病例需拍双侧肘关节片对比。

【治疗】

1. 未移位者用石膏托固定4周左右。

2. 有移位的撕脱骨折需切开复位及内固定，一般采用张力带钢丝或螺丝钉作内固定，手术时注意修复破裂的肱三头肌腱膜扩张部分。

3. 粉碎性骨折复位困难者可切去碎骨片，将肱三头肌腱重新固定在骨折端远侧。

八、桡骨小头骨折

【概述】 桡骨小头骨折可见于儿童及成人，儿童表现为颈部或头骺分离，成人为桡骨头颈骨折。

【诊断】

1. 外伤后肘关节外侧肿胀，前臂旋转动作严重受限。

2. 需摄正侧位X线片，有时无移位的桡骨头骨折正侧位X线片都不能显示，可摄斜位片。如果正、侧和斜位片上都不能显示骨折线，但又极度疑有骨折，可在1周后重复摄片。

3. X线分型

Ⅰ型：无移位。

Ⅱ型：边缘型骨折，伴移位。

Ⅲ型：粉碎性骨折。

【治疗】

1. Ⅰ型 石膏托固定4周左右，早期开始活动关节。

2. Ⅱ型 宜切开复位内固定。

3. Ⅲ型 尽量做切开复位内固定，尤其是小儿，应避免桡骨小头切除。破碎严重无法复位的成年患者可将粉碎的桡骨头切除。

九、前臂双骨折

【概述】 尺桡骨干骨折是常见的创伤、直接暴力造成的骨折，多在同一平面，可为横形、粉碎的或多段骨折，间接暴力所致骨折常不在同一平面，常呈斜形。

【诊断】

1. 尺桡骨双骨折在诊断上多无困难，除注意一般骨折症状外，尚应注意有无血管、神经及肌肉组织的伴发伤。尤其是机器绞压者，软组织的损伤可能早于骨的损伤，易引起挤压综合征或缺血性挛缩等，临床上应反复强调。

2. X线检查不但能明确诊断，且有助于分型、随访观察及疗效对比。拍X线片时应包括尺桡上下关节以防漏诊。

3. 诊断方法　根据外伤史、临床表现、查体及X线检查可确诊。

【治疗】

1. 无移位者可行石膏固定。

2. 有移位者首先采用闭合复位。桡骨干中、下1/3骨折时，骨折线位于旋前圆肌止点以下，近段因旋前圆肌和旋后肌的牵拉力量相抵消而处于中立位，远段则受旋前方肌的影响而旋前，应在中立位复位和固定。复位成功后用长臂石膏固定，消肿时容易产生再移位，必须定期随访并及时更换石膏。

3. 复位失败者应做切开复位、接骨板或髓内针内固定。

十、前臂单根骨折

【概述】 前臂单根骨折患者应注意上、下尺桡关节的关系是否正常。尺骨上1/3骨折可以合并有上尺桡关节脱位；桡骨中、下1/3骨折亦常可合并下尺桡关节脱位。由于有邻近骨骼的支撑，前臂单根骨折不会出现重叠畸形。单根骨折而有重叠移位，说明上或下尺桡关节有脱位。

【诊断】 根据外伤史、临床表现、查体及X线检查可确诊。

【治疗】

1. 无移位者可用长臂石膏固定。桡骨上1/3骨折，前臂固定在旋后位。中、下1/3骨折时，前臂应固定于中立位。

2. 有移位者可试行闭合复位，一般比较困难。复位失败者应切开复位内固定。前臂单根骨折内固定后有可能产生骨连接迟缓或骨不连接，术中可做植骨。

十一、孟氏骨折

【概述】 孟氏（Monteggia）骨折为尺骨干上 1/3 骨折伴上尺桡关节脱位。

【诊断】

1. 有外伤史。

2. 前臂中上段肿胀、畸形、压痛，可扪及脱位的桡骨小头；旋转及伸屈肘功能障碍。应注意有无骨间背神经损伤。

3. X 线检查有助于诊断与分型、随访观察及疗效对比。拍 X 线片时应包括尺桡上下关节以防漏诊。

4. 诊断标准 根据外伤史、临床表现、查体及 X 线检查可确诊。

分型：

Ⅰ型：尺骨干中、上 1/3 骨折，骨折向前成角合并上尺桡关节向前脱位，本型最多见。

Ⅱ型：尺骨干中、上 1/3 骨折，骨折向后成角，合并上尺桡关节向后脱位。

Ⅲ型：尺骨的骨折线紧贴在喙突的远端，桡骨头向外侧脱位，本型多见于儿童。

Ⅳ型：除有尺骨干上 1/3 骨折外，还有桡骨干上 1/3 骨折和桡骨头向前脱位。

【治疗】

1. Ⅰ、Ⅱ、Ⅲ型的治疗

（1）首先采用闭合复位。复位时先使桡骨头复位，同时纠正尺骨的成角畸形。

（2）复位后用长臂石膏固定。肘关节屈曲，前臂置于旋后位。

（3）石膏固定后容易再移位，必须定期随访。

（4）复位失败者需切开复位与内固定。

2. Ⅳ型的治疗 手法复位困难，可切开复位内固定。

十二、盖氏骨折

【概述】 盖氏（Galeazzi）骨折为桡骨干中下 1/3 骨折伴下尺桡关节脱位。

【诊断】

1. 多无困难 有时下尺桡关节脱位 X 线片表现为下尺桡关节间隙增宽。

2. 诊断方法 根据外伤史、临床表现、查体及 X 线检查可确诊。

【治疗】

1. 先做闭合复位。常发生再移位，需密切随访。

2. 闭合复位失败者可切开复位。先用接骨板固定桡骨干，下尺桡关节即可自行复位，术后用屈肘位石膏固定，前臂固定于旋后位。

十三、桡骨远端骨折

（一）伸直型骨折（Colles骨折）

【概述】 是桡骨远端3cm以内的伸直型骨折，临床上很常见。骨折远端向背侧及桡侧移位，常伴旋后畸形、尺侧副韧带损伤或尺骨茎突骨折。

【诊断】

1. 有跌倒用手掌撑地的病史。

2. 伤后有腕部肿胀，并出现“餐叉”畸形。

3. X线片上具有三大特征 ①骨折远端向背侧及桡侧移位；②桡骨远端关节面改向背侧倾斜，向尺侧倾斜的角度亦消失；③桡骨长度缩短，桡骨茎突与尺骨茎突处于同一平面。

4. 必须与屈曲型骨折相鉴别，后者桡骨骨折远端向掌侧移位。

【治疗】 绝大多数可采用闭合复位外固定取得满意的疗效。

1. 无移位骨折 可用小夹板或石膏外固定。

2. 有移位者先行手法复位，复位完毕后用短臂石膏托，腕关节略掌屈与尺偏。如肿胀消退明显，可更换功能位石膏托。

3. 复位后位置不良的年轻患者，或骨折涉及关节且难以复位时，可手术切开内固定或应用骨外固定器治疗。

4. 对陈旧性骨折畸形愈合者影响前臂旋转活动者，考虑手术治疗。

（二）屈曲型骨折（Smith骨折）

【概述】 是指桡骨远端2.5cm以内骨折、骨折远端向掌侧及尺侧移位者。致伤机制与伸直型骨折相反，摔跌时手背着地。

【诊断】

1. 典型外伤史（腕关节掌屈着地而受伤）。

2. 其临床表现与Colles骨折相似，诊断多无困难。

3. 由于骨折远端向掌侧及尺侧移位，腕关节畸形不显著。

4. 结合X线片即可作出诊断。注意有无并发神经及肌腱损伤。

5. 诊断方法 根据外伤史、临床表现、查体及X线检查可确诊。

【治疗】

1. 无移位骨折，可用小夹板或石膏固定前臂及腕关节于功能位；

2. 有移位者，可先行闭合复位；

3. 复位失败或不稳定性骨折，可切开复位内固定。

（三）桡骨远端关节内骨折（Barton 骨折）

【概述】 指桡骨远端涉及桡骨关节面的骨折，骨折线为斜形，达桡骨腕关节面。

【诊断】 根据外伤史、临床表现、查体及 X 线检查，诊断多无困难。

【治疗】 闭合复位不易保持对位，可行切开复位内固定。

十四、舟骨骨折

【概述】 为腕部常见的骨折，多发于年轻男性，因其在腕部的特殊解剖位置及血液供应特点，易产生骨折的不愈合、延迟愈合及缺血坏死，影响腕关节的功能。

【诊断】 除骨折的一般症状外，有以下特点：

1. 鼻烟窝凹陷消失。

2. 鼻烟窝处压痛。

3. 手指加压试验阳性。

4. X 线平片应注意三点：

（1）摄正位、侧位及斜位片。

（2）临床症状明显而 X 线片骨折线不清楚者，仍应按舟骨骨折治疗，2 周左右需再次拍片验证与确诊。

（3）对腕部外伤者，仅根据 X 线片下结论，易将舟骨骨折误诊为腕部扭伤、挫伤等软组织损伤。

【治疗】

1. 新鲜骨折　一般采用外固定，腕关节固定于功能位，拇指取对掌位。拆除外固定依据临床检查及 X 线片所示骨折愈合程度来定。

2. 陈旧骨折　指伤后 3 周以上者，处理上仍按上法固定至愈合。

3. 假关节形成　可根据情况行植骨融合术、桡骨茎突切除术、螺丝钉内固定术。

4. 无菌性坏死　指舟骨坏死超过 2/3 者，因易致创伤性关节炎，应及早行舟骨切除或腕关节融合术。

第二节 下肢骨折

一、股骨颈骨折

股骨颈骨折多数为关节囊内骨折，是 50 岁以上老年人最常见的骨折，尤以女性或骨质疏松者多见。致残和病死率较高，严重危害老年人生活质量。中青年股骨颈骨折常由较大暴力引起。由于局部血供因素，常可导致骨不连接或股骨头缺血性坏死等并发症。

【临床表现】 多见于老年女性，多有绊倒、扭伤或其他外伤病史，暴力有时不剧烈，可因疏忽而延误诊治。

【诊断】

1. 症状

(1) 外伤后引起髋部疼痛。

(2) 髋关节主动活动受限。

(3) 除少数外展嵌顿型骨折以外，多数患者伤后站立、行走功能明显受限。

2. 体征

(1) 患者髋部轻度屈曲、内收位。

(2) 下肢45°～60°外旋、短缩畸形。

(3) 髋关节被动活动感觉疼痛。

(4) 腹股沟中点压痛。

(5) 大转子上移并有叩痛。

(6) 下肢纵向叩击痛阳性。

3. 辅助检查 髋关节X线正侧位片可明确诊断，注意有无骨质疏松。按骨折线移位程度（Garden分类）可分为：

(1) 不完全骨折，外展嵌顿型。

(2) 无移位的完全骨折。

(3) 部分移位的完全骨折。

(4) 完全移位的完全骨折。

如早期X线片阴性，而临床症状明显，怀疑有骨折可能，应卧床休息，穿防旋鞋制动，相隔2～3周后再次摄片，以排除骨折。

【治疗原则】

1. 无移位（Garden Ⅰ、Ⅱ）或外展嵌顿型骨折 对于老年人，如条件允许，可行简单内固定治疗，稳定性骨折端，减少再移位可能，亦便于护理，减少并发症。如无条件，可采用患肢外展位皮肤牵引或穿防旋鞋保持患肢于外展、旋转中立位。鼓励半卧位、股四头肌舒缩活动。

2. 有移位（Garden Ⅲ、Ⅳ）骨折 明确诊断后，检查和调节全身状况，除外手术禁忌，择期手术。手术治疗方案应根据患者具体情况，包括年龄、体质、骨骼密度、内科疾病、外伤持续时间、骨折移位程度和经济情况以及手术的医师经验与条件，选择下列手术：

（1）闭合复位内固定：内固定可选用多钉固定，如3枚加压空心螺钉内固定。

（2）人工股骨头或全髋关节置换术：多根据患者生理年龄、体质、活动度、骨折类型、髋臼有无病变等诸多因素选择。

3. 年龄过大、体力较差、伴有严重的内科疾病而不宜采用手术治疗或患者与家属拒绝进一步治疗者，如骨折无移位，可做下肢皮肤或骨牵引。牵引时下肢外展、中立位，在抬高床脚的同时患者取半卧位，加强护理，避免并发症的发生。如骨折已有移位，则不可能通过牵引使骨折愈合，可放弃骨折治疗，早期坐起，有条件时即离床用双拐或轮椅活动。

4. 儿童和青少年股骨颈骨折　骨骼牵引、闭合复位、细圆针或螺纹钉内固定，应推迟开始负重时间。

二、股骨转子间骨折

股骨转子间骨折指股骨颈基底到小转子下平面区域内的骨折，为关节囊外骨折。该部位血供良好，因此很少有骨不连接或股骨头缺血性坏死发生，但常可引起髋内翻畸形。

【临床表现】 多见于老年患者。患髋直接暴力外伤史。

【诊断】

1. 症状

（1）外伤后引起髋部剧烈疼痛。

（2）髋关节活动受限。

（3）不能站立、行走。

2. 体征

（1）患髋肿胀，局部皮下淤血。

（2）下肢90°外旋、短缩畸形。

（3）髋部前方压痛。

（4）大转子有叩痛。

（5）下肢传导叩痛。

3. 辅助检查　对疑有骨折的患者均应拍髋部正侧位X线片以明确诊断和分型。特别注意小转子区骨折情况。通常按照骨折后稳定程度分类：

Ⅰ型骨折：指骨折线自外上方向内下方延伸。

（1）骨折沿股骨转子间线延伸，自大转子到小转子而骨折无移位，属稳定性骨折。

(2) 骨折复位后，骨折部位股骨内、后侧皮质可获得稳定接触，属稳定性骨折。

(3) 骨折复位后，骨折端股骨内、后侧皮质未接触，属不稳定性骨折。

(4) 粉碎骨折，复位后不稳定，属不稳定性骨折。

Ⅱ型骨折：指骨折线从外下方向内上方延伸，属不稳定性骨折。

【治疗原则】 恢复或保持正常颈干角及前倾角，防止髋内翻畸形。

1. 稳定性骨折 可行保守治疗，多为骨牵引，但患者可因长期卧床引起其他并发症，所以如果条件允许，建议手术内固定。固定方法有动力髋螺钉(DHS) 等。术后可早期不负重活动。

2. 不稳定性骨折 由于小转子骨折，股骨距受损，内侧支柱稳定性减弱，复位后有明显髋内翻倾向，多采用手术内固定，固定方法有 Gamma 钉、角形接骨板、动力髋螺钉 (DHS) 等。术后宜早期活动，防止并发症发生。

三、股骨转子下骨折

转子下骨折是指发生在小转子平面至远端 5cm 之间的骨折，该区具有特殊的生物力学特征，高应力集中，坚硬的皮质骨，易发生粉碎性骨折，可引起骨折畸形愈合或骨不连接。

【临床表现】 多见于交通事故或工伤，直接暴力外伤史。外伤后局部剧烈疼痛、肿胀、肢体畸形、功能障碍。

【诊断】 临床表现与转子间骨折相似，X 线片检查有助于明确诊断和治疗。注意有无合并多发性创伤。

【治疗原则】

1. 非手术治疗 闭合复位后骨骼牵引，以维持骨折断端的稳定性，直至骨折愈合。由于骨折近端常处于屈曲、外展位，可采用屈髋 90°位牵引。该部位骨折大多为粉碎性，且骨皮质居多，非手术治疗常引起愈合不良或畸形愈合。主张手术内固定。

2. 手术治疗 内固定是最常采用的治疗手段，髓内固定系统为较好方法，如 Gamma 钉、股骨近端髓内钉 (PFN)、交锁髓内钉等。

四、股骨干骨折

股骨是人体最坚硬的长管状骨之一，可承受较大的应力，对行走、负重、支撑均起重要作用。股骨骨折常由高能量损伤所致，且股骨周围有丰富的肌肉群，易造成广泛软组织损伤。此外，尚可能伴有内脏损伤，而导致创伤性、出血性休克。因此，骨折后的现场急救、全面检查和初期抗休克处理均十分重要。

【临床表现】 多见于交通事故或工伤，有暴力外伤史。外伤后局部剧烈疼痛、肿胀、肢体畸形、短缩、异常活动。髋关节、膝关节活动也受限。还伴有创伤性、出血性休克表现。

【诊断】 典型的股骨干骨折，诊断并不困难。局部剧烈疼痛、肿胀、肢体畸形、功能障碍，甚至有骨擦音，而股骨正侧位X线片可为最终诊断确立依据。X线片需包括相邻关节，观察髋部有无骨折脱位。有较严重损伤史的患者，应全面检查，以排除其他合并损伤。并应注意有无血管神经损伤可能，股骨下1/3骨折尤应注意。

【治疗原则】 应根据患者年龄、骨折部位、类型以及医疗条件、技术力量来决定治疗方案。

1. 急救处理　应注意合并损伤的急救和抗休克处理，注意脂肪栓塞综合征。转运时应对患肢做超关节的夹板临时固定。防止损伤加重。

2. 非手术治疗　成年人稳定性或无移位股骨干骨折，患肢可放置在Brown架或Thomas架上行骨骼牵引，定期复查X线片，根据情况决定牵引时间。

3. 手术治疗　切开或闭合复位，内固定有利于早期功能锻炼。目前多采用髓内固定的方法，如交锁髓内钉、长柄Richard钉、Gamma钉。尽量采用闭合插钉，但需要影像设备及操作技术；也可用接骨板，不强调骨折解剖复位，只要恢复力线及长度，纠正旋转及分离移位。手术应间接复位和微创操作，不要求以牺牲骨片软组织血供来达到骨折解剖复位及坚固内固定。

4. 特殊患者处理方案

(1) 股骨干骨折伴有髋关节脱位：髋关节脱位易被忽视。因此，对股骨干骨折，尤其是近侧股骨端明显内收畸形者，应拍骨盆X线片，以排除脱位可能。髋关节脱位应做紧急复位，全身情况稳定后，即做股骨切开复位内固定。

(2) 股骨干骨折伴股骨颈骨折：甚为少见。如发生，应先处理股骨颈骨折，然后根据股骨干骨折具体情况做相应治疗，也可行PFN固定。

(3) 人工股骨头或全髋置换术后伴股骨干骨折，这一类损伤逐渐增多。通常这类损伤可根据骨折发生部位分为三类：

Ⅰ型：骨折位于假体柄尖端的近侧，骨折的稳定性被假体柄维持，治疗可采用牵引。

Ⅱ型：骨折位于假体柄尖端平面，可采用牵引治疗，但常失败。故可考虑施行接骨板内固定等。

Ⅲ型：骨折位于假体柄尖端以远，可根据骨折情况，采用形状记忆环抱器或其他切开复位内固定。必须确定假体有无松动，如有松动应行翻修术。

(4) 陈旧性股骨干骨折不连接：采用各种合适的内固定装置加自体和(或)异体骨移植。

五、股骨远端骨折

股骨远端骨折常累及膝关节及股四头肌伸膝结构，造成后期功能障碍。如骨折累及关节面，要求尽可能解剖复位坚强固定，以达到早期不负重关节功能锻炼的目的。

【临床表现】 多见于膝关节屈曲位时受强烈的直接暴力，如交通事故或工伤。外伤后局部剧烈疼痛、肿胀，膝关节活动也受限。

【诊断】 骨折后常造成膝关节上方明显疼痛、肿胀、成角或短缩畸形，关节功能障碍，有时可有骨擦音，膝关节肿胀，关节穿刺发现带脂肪滴的血液。注意是否伴有血管神经损伤。

正侧位X线片，有助于明确诊断和确定类型。可分为不影响关节的股骨髁上骨折及累及关节的髁部骨折，后者又可再分为单髁、双髁或T型髁间骨折。CT及三维重建有助于明确矢状面及冠状面骨折和粉碎性骨折。

【治疗原则】 根据骨折类型、移位情况、患者全身情况和手术医师经验，选择不同治疗方案。注意血管神经损伤的处理。如疑骨筋膜间隔综合征，应及时减压。

1. 非手术治疗　骨折无移位或嵌插骨折，可采用非手术治疗，包括牵引和石膏固定。但不能达到早期关节功能锻炼的目的。

2. 手术治疗

(1) 有移位的外髁、内髁骨折或内髁后部骨折，有移位或同时伴有髁间骨折或粉碎性骨折的股骨髁上骨折，可采用切开复位内固定。目的在于恢复正常解剖结构，固定骨折端，尽早开始膝关节和股四头肌锻炼。粉碎性骨折，注意软组织保护。注意骨折内翻畸形。

(2) 对粉碎性股骨髁上骨折，如未累及关节面或关节面简单骨折，也可用股骨髁上髓内钉内固定。结合关节镜手术既利于进钉点定位，又可同期行镜下修补清理术。

3. 人工膝关节置换术后伴股骨远端骨折，这一类损伤逐渐增多。保守治疗效果不佳，通常这类损伤可分为三类：

(1) 骨折无移位，假体无松动。保守治疗，也可手术治疗。达到早期关节功能锻炼的目的。

(2) 骨折移位，假体无松动。保守治疗效果不佳，手术治疗，但必须确定假体类型。可用股骨髁上髓内钉（GSH 钉）、髁接骨板螺钉、动力髁螺钉（DCS）等内固定。

（3）骨折移位伴假体松动，行翻修术。

六、髌骨骨折

髌骨是人体中最大的籽骨，背面与股骨髁形成髌股关节，是伸膝装置的重要支点，传导并增强股四头肌作用力，维护膝关节稳定，同时也保护膝关节。

【临床表现】 常因防止跌倒时滑倒，膝关节屈曲，股四头肌的强力收缩所致；或跌倒后，髌骨着地，直接的撞击造成骨折。外伤后局部剧烈疼痛、肿胀、膝关节活动受限。

【诊断】 髌骨位于膝前方皮下，一旦骨折，局部压痛、膝关节肿胀、皮下淤血常常十分明显。局部检查常能触摸到骨折凹陷区，伸膝功能丧失。注意排除髌韧带或股四头肌撕裂可能。

X 线检查可明确骨折的类型和移位程度：

（1）横形骨折：骨折片有移位，还可伴有关节囊和髌骨两侧股四头肌扩张部横向撕裂。

（2）粉碎性骨折：通常骨折移位较少，关节囊和股四头肌扩张部的撕裂也较少，但髌骨的关节面和股骨髁常有严重损伤。

（3）纵形骨折：少数髌骨骨折线呈纵形走向或呈边缘型骨折，膝关节轴位片可明确，此时应与双髌骨畸形相鉴别。

【治疗原则】

1. 非手术治疗　适合于无移位、移位少于 0.5cm、关节面平整或老年体弱的各类髌骨骨折，可采用加压包扎或各种抱膝固定。早期进行股四头肌功能锻炼。

2. 手术治疗　目的在于恢复髌骨关节面平整，恢复伸膝装置连续和完整，膝关节和股四头肌进行早期功能锻炼。手术应尽早进行，方式主要有：

（1）切开复位髌骨周围缝合固定或闭合复位经皮髌骨周围缝合。

（2）切开复位内固定，常用内固定方法有：①克氏针、张力带钢丝内固定；②钢丝或螺钉内固定；③形状记忆骑缝钉或抓髌器固定。同时修复关节囊和髌骨两侧股四头肌扩张部横向撕裂。

（3）髌骨部分切除，适合于髌骨下极或上极骨折，切除不侵犯关节面的骨折片，将骨断端与髌韧带近端或股四头肌远端缝合。

（4）髌骨全切除，适合于年龄偏大、严重粉碎性骨折。髌骨切除，将明显影响伸膝功能，故应慎重考虑。

七、胫骨平台骨折

胫骨平台骨折又称胫骨髁骨折。该部位主要由松质骨组成，可因撞击、膝内外翻或旋转致伤，造成胫骨髁劈裂或塌陷，骨折常累及关节面，可伴韧带或半月板损伤。因属关节内骨折，治疗要求很高。

【临床表现】 多见于膝关节伸直位时受直接暴力，如侧面的撞击或纵向的撞击。外伤后局部剧烈疼痛、肿胀、畸形，膝关节活动也受限。

【诊断】

1. 症状

(1) 外伤后引起膝关节疼痛。

(2) 膝关节活动受限。

(3) 不能站立、行走。

2. 体征

(1) 髁部及侧副韧带压痛。

(2) 膝关节肿胀，关节液穿刺检查可抽得带脂肪滴的血液。

(3) 内外翻畸形。

(4) 关节不稳定。

3. 辅助检查 正确诊断与分类则需要进行X线及CT检查，了解骨折移位、塌陷方向及程度。

Ⅰ型：单纯胫骨外髁劈裂骨折。

Ⅱ型：胫骨外髁劈裂伴关节面塌陷骨折。

Ⅲ型：单纯中央型塌陷骨折。

Ⅳ型：内髁骨折，可单纯劈裂，也可为粉碎或塌陷性骨折，常累及胫骨棘。

Ⅴ型：双髁骨折，胫骨内、外髁同时劈裂，但其下部的干骺端与骨干仍保持连续性。

Ⅵ型：胫骨髁骨折，同时伴干骺端与骨干分离。

诊断时还必须明确是否伴有内、外侧副韧带、前交叉韧带或半月板损伤，因此有时还需依靠MRI或膝关节镜检查。

【治疗原则】 胫骨髁骨折属关节内骨折，应按关节内骨折要求早期切开复位、骨折内固定，解剖复位关节面，恢复关节的力线和稳定性，早期不负重关节功能锻炼，最大限度地恢复关节功能。注意韧带或半月板损伤的治疗。

1. Ⅰ型骨折 单纯的髁骨骨折若能手法整复，可用石膏固定，否则宜切开复位、内固定。

2. Ⅱ型骨折　若骨片塌陷超过 8mm 或不稳定，应做切开复位，内固定。骨折整复后如留有空隙，应植骨。

3. Ⅲ型骨折　如中央塌陷区下陷不超过 10mm，外侧皮质仍完整，关节稳定，可采用石膏、支具等固定。若下陷超过 10mm，或有明显外翻不稳定，应手术复位，骨折片下填塞植骨片，并用螺钉或接骨板固定。

4. Ⅳ型骨折　治疗原则与前几型相类似，往往是高能量损伤，常累及胫骨棘，伴有交叉韧带或侧副韧带损伤，尽量在关节镜辅助下一并修复。

5. Ⅴ型骨折　往往是高能量损伤，软组织损伤严重，骨折极不稳定，应切开整复内固定，并做植骨。内髁亦应固定，关节镜下恢复关节面平整，注意保护软组织。

6. Ⅵ型骨折　与Ⅴ型骨折相似，常需手术整复，采用螺钉或接骨板固定。

八、胫、腓骨骨干骨折

胫、腓骨骨干骨折是最常见的损伤之一。因胫骨位于皮下，常见开放性骨折，可伴有骨髓炎、骨不连接等严重并发症。

【临床表现】　多见于交通事故、工伤或其他暴力外伤史。外伤后局部剧烈疼痛、肿胀、肢体畸形、异常活动。开放性骨折还可伴有创伤性、出血性休克表现。

【诊断】　局部疼痛、肿胀、畸形较显著，甚至有骨擦音，异常活动。骨折可有成角和重叠移位。

应常规检查足背动脉、胫后动脉、腓总神经有无损伤。注意骨筋膜间隔综合征的发生。

X线检查，了解骨折类型。

对于胫、腓骨远端涉及干骺端及关节面的骨折（Pilon 骨折）诊断上除了标准的前后位和侧位摄片，还可行 CT 及三维重建，了解骨折移位、压缩方向及程度。

【治疗原则】

1. 无移位的胫、腓骨骨干骨折，可采用长腿石膏或小夹板固定，有移位的稳定型骨折，闭合复位后也可用石膏或夹板固定。

2. 不稳定性骨折　虽可在闭合复位后用夹板和跟骨骨牵引维持骨折的稳定性，但固定时间较长且有再移位的可能。目前多采用交锁髓内钉内固定，尽量采用闭合插钉间接复位技术，不强调骨折解剖复位，只要恢复力线及长度，达到纠正成角及旋转畸形，早期行关节功能锻炼的目的。也可采用切开复位、螺钉与接骨板内固定。对于近端和远端骨折，髓内钉内固定不稳定，宜采用切开复位、螺钉与接骨板内固定的方法。采用接骨板固定时，宜微创操作，注意软组织保护及覆盖。

3. 胫腓骨开放性骨折 十分常见。处理原则应遵循总论提出的各项原则。需特别注意软组织创伤处理，尽早变开放骨折为闭合骨折并改善骨折部血液循环。跟骨骨牵引可用于某些开放损伤患者，而外固定支架也具独特优点，为较佳方案。髓内钉、接骨板螺钉内固定应谨慎使用。

九、胫骨远端骨折

胫骨远端骨折（骨折在胫骨远端关节面近端5cm内）发生率相对较低，只占所有下肢骨折的小部分。又称Pilon骨折，也被称作胫骨穹隆（plafond）骨折。

【临床表现】 疼痛、肿胀、畸形、关节的骨擦音及负重功能丧失是急性Pilon骨折的主要症状和体征。昏迷、多发损伤的患者，特别是存在有严重外伤的患者，Pilon骨折往往易被漏诊。

对骨折肢体的检查应该包括局部的皮肤及软组织。损伤部位可以出现明显的肿胀，甚至有张力性水疱形成。

根据干骺端骨折的粉碎程度及关节面损伤的情况将Pilon骨折分为三型：Ⅰ型骨折没有移位；Ⅱ型骨折有移位；Ⅲ型骨折关节面有压缩和（或）粉碎骨折。最近由AO/ASIF及骨科创伤协会（orthopaedic trauma association，OTA）介绍了一种更细致的分型方法：A型骨折是没有关节损伤的胫骨远端干骺端的骨折；B型骨折有部分关节内骨折；C型骨折完全关节内骨折。又可根据骨折及关节的粉碎情况将这三型分为若干亚型。

【诊断】

1. 症状

(1) 外伤后引起踝关节疼痛。

(2) 踝关节活动受限。

(3) 不能站立、行走。

2. 体征

(1) 踝部肿胀较明显，有时会有张力性水疱出现。

(2) 局部压痛，可触及骨擦感。

(3) 严重损伤会伴有骨筋膜室综合征的出现。

3. 辅助检查 骨折的诊断有赖于高质量的X线片。投照的范围应包括膝关节、踝关节、足与胫骨。牵引后的前后、侧位像以及对侧踝关节的X线片对于切开复位内固定的治疗计划有很大的帮助。

CT扫描对于Pilon骨折的诊断有极大的帮助，可清晰显示出骨折线及骨折片移位的情况，了解骨折移位、塌陷方向及程度。

【治疗原则】

1. Pilon骨折的治疗目的 ①重建关节面的适配性；②在保证力线与对位良好的情况下达到骨折干骺端与骨干的坚强固定；③防止医源性并发症的出现，使下肢功能尽快恢复到伤前水平。

2. 手术时机的选择对于功能及预后至关重要，局部软组织肿胀明显消退时行手术治疗效果较好。手术应力争关节面的解剖复位，这对关节功能的恢复是必须的条件。

3. 治疗方法的选择，可使用接骨板及外固定架治疗。目前使用的有限切开复位加外固定架治疗的方法。

4. 术后处理，术后患肢应抬高。

十、踝关节骨折

踝关节骨折多数由间接暴力所引起，不仅骨性结构遭受破坏，而且常包含韧带和软组织复合损伤。踝关节骨折属关节内骨折，治疗需解剖复位，内固定要可靠，以达到早期关节功能锻炼的目的。

【临床表现】 踝关节扭伤史，外伤后局部疼痛、肿胀、畸形、踝关节活动受限。

【诊断】 踝关节骨折的临床表现与踝关节扭伤相类似，均表现为踝关节疼痛、局部压痛，肿胀、瘀斑、畸形、功能障碍。关于X线检查：

1. 确诊与分类需依靠踝关节X线正侧位片，根据腓骨骨折平面来分类：

A型：腓骨骨折低于踝关节面，内旋内收引起。

B型：腓骨骨折位于下胫腓联合韧带水平，外旋力引起，胫腓前韧带有50%部分撕裂，而胫腓后韧带常完整。

C型：腓骨骨折位于下胫腓联合韧带之上，外展外旋力引起，下胫腓韧带往往损伤。

2. 踝关节踝穴摄片（小腿内旋20°位） 反映腓骨外形及关节间隙。距骨的关节面应与胫骨远端关节面一致，距骨与内、外踝的关节间隙应相等。如间隙不相等，或下胫腓联合间隙大于5mm，提示下胫腓分离。

3. 双侧应力X线片以排除韧带损伤和距骨移位。

4. 小腿全长片，防止漏诊腓骨近端骨折甚至上胫腓分离。

【治疗原则】 与其他关节内骨折一样，尽可能恢复关节面的完整性，牢固的内固定，达到早期功能锻炼的目的。

1. 无移位骨折，可用小腿石膏或支具固定。

2. 闭合复位外固定，一般的移位骨折均可采用闭合复位，如证实复位良好，石膏固定患踝于复位后位置，2周后更换功能位石膏。某些骨折，如垂直压缩骨折可做跟骨牵引以维持骨折稳定性。

3. 对不稳定的移位骨折，切开复位坚强内固定，恢复外踝外翻角及关节正常解剖结构，为早期功能锻炼提供基础。手术应及早进行。

十一、跟骨骨折

跟骨骨折较其他跗骨骨折更为多见。跟骨主要为骨松质，遭受暴力损伤后常引起粉碎性塌陷骨折，造成治疗困难。跟骨解剖形态有其特殊性，正常跟距角（Bolher角，结节间角）为25°～40°，跟骨前后关节面形成Gissane交叉角为135°±10°，这对评估骨折的严重度和评价复位效果有重要参考意义。

【临床表现】 青壮年受伤较多，为坠落着地或同时伴跟骨内外翻所致，外伤后局部疼痛、肿胀，不能负重。

【诊断】

1. 症状与体征 典型的跟骨骨折临床表现包括后跟痛、肿胀、淤血、跟骨横径增宽、跟部外翻畸形、足底扁平，应注意有无脊柱骨折。

2. 辅助检查 正确诊断与分类则有赖于X线及CT检查，了解骨折移位、塌陷方向及程度。

（1）侧位片对识别骨折线、跟距角和Gissane角，明确关节面塌陷以及骨片旋转程度有一定帮助。

（2）特殊的斜位片能更清楚地显示距骨下关节。

（3）跟骨轴位片能清晰显示距下关节面载距突解剖形态和跟骨宽度。

（4）CT加三维重建检查对诊断有重要参考价值。

【治疗原则】

1. 不累及距骨下关节面的跟骨骨折，治疗较为简单，手法复位，小腿管形石膏固定4～6周即可，但应注意跟骨包括足弓的塑形。对鸟嘴状撕脱骨片分离者，若手法复位失败，应切开复位内固定。

2. 累及距骨下关节面的跟骨骨折治疗较为复杂，意见尚不完全统一。有人主张对严重跟骨骨折，尤其粉碎性骨折早期可不作任何处理，仅用棉垫绷带包扎，防止水肿发生。肿退后石膏固定。

手术治疗适应证：明显移位的跟骨关节内骨折，明显压缩和增宽的跟骨关节外骨折。

目的：恢复关节面，恢复跟距角和Gissane角，恢复跟骨宽度，恢复正常解剖关系，采用异形接骨板内固定，空隙内应植骨，术中注意软组织的保护，术后引流。

十二、跖骨、跗骨、趾骨骨折

足由28块短管状骨或形态不规则的跗骨所组成，以足的第2序列，即第2趾骨、第2跖骨和第2楔骨为中心轴，骨、关节及软组织互相关联，保持足的稳定及承重功能的发挥。

足部骨折临床常见的有跖骨干骨折、第5跖骨基底部骨折（Jones骨折）、第2跖骨基底部骨折脱位（Lisfranc骨折）。

【临床表现】 常因极度旋转暴力、直接暴力或强力肌肉牵拉致伤，外伤后局部疼痛、肿胀、不能负重。

【诊断】 由于大部分足部骨位于皮下，足部骨折后局部肿胀、瘀斑、压痛、畸形一般十分明显。注意骨筋膜间隔综合征的发生。

足正位、侧位、斜位X线检查帮助明确骨折部位和移位程度，为治疗提供依据。特别注意中心轴线完整连续性，防止漏诊。

【治疗原则】

1. 跖骨骨折 多数跖骨骨折，可用非手术疗法得到满意的效果，跖趾间关节有严重移位的关节内骨折，可能需要手术整复内固定以防止畸形和关节变形。

跖骨骨折手法整复失败，预计畸形愈合将影响足部功能时，应行手术切开复位内固定。

2. 跗骨骨折 跗骨骨折如有明显移位，闭合复位整复不满意，特别影响到距舟、楔舟或跟骰等关节完整性时，应考虑手术治疗，对大的移位骨片须做解剖复位内固定，小的骨片可切除。如预计发生损伤性骨关节炎可能性很大者，可行跗中关节固定术或三关节融合术。

3. 跖跗关节脱位 跖跗关节脱位应先试行手法整复，必要时可加做闭合穿钉固定；如手法复位失败，应行切开复位内固定。应注意和维持足的纵弓和横弓，恢复其内在稳定性。

4. 趾骨骨折一般手法复位后固定，或将其与健趾一并固定，一般畸形愈合对足趾功能亦多无影响。

第三节 骨盆及髋臼骨折

一、骨盆骨折

骨盆骨折虽不如四肢骨折多见，仅占全身骨折的1.5%左右，但损伤出血多，创伤反应大且后果严重，其中开放性骨盆骨折死亡率为30%～50%，闭合性为10%～30%，因此必须高度重视。

【临床表现】

1. 多为高能量创伤所致，如高处坠落伤或车祸伤。

2. 伤后骨盆处疼痛，不能翻身、站立。

3. 常伴有失血性、创伤性休克。

【诊断】

1. 有明确的外伤史，且多为高能量暴力损伤所致，常合并全身多发损伤。

2. 局部肿胀、淤血、疼痛，骨盆挤压及分离试验阳性。常合并血尿或会阴流血，可见会阴、腹股沟等处皮下瘀斑，可有下肢感觉障碍与运动障碍。

3. X线平片可显示骨盆骨折及其移位情况。应力X线检查有助于判断骨折稳定程度，CT检查及三维重建可明确骨盆骨折类型并避免遗漏。伴神经损伤症状时，可行腰骶部MRI检查，以排除脊髓神经根损伤、压迫。

【治疗原则】 首先是治疗危及生命的内脏损伤及出血性休克等并发症，其次才是处理骨折。

1. 并发症治疗

（1）出血性休克：一般应输血、快速补液，若快速输血900ml以上仍不能维持血压，或血压进行性下降者可先结扎髂内动脉，再找出血原因，然后再作进一步处理。同时采用其他抗休克措施，如休克卧位、穿抗休克裤、保温、吸氧、镇静等，也可经血管造影后，行动脉栓塞等。

（2）膀胱破裂及尿道损伤：膀胱破裂应手术修补，尿道断裂可行尿道会师术，然后定期扩张尿道。

（3）神经损伤可先保守治疗，必要时手术探查。

（4）直肠肛管损伤：彻底清创、修补、引流，行暂时性结肠造瘘，同时合理使用抗生素。

（5）女性合并生殖道、尿道损伤，应及时修补。

2. 骨折治疗

（1）非手术治疗

1）骨盆环未完全断裂，如同侧耻骨上下支骨折，耻骨联合分离无明显移位者；或单处骨盆骨折如髂骨翼、一侧耻骨支、坐骨支、骶骨、尾骨骨折或撕脱骨折者。无并发症，可卧床4周左右后下地行走。

2）骨盆环完全断裂者，且有明显移位或骶髂关节脱位，可作骨盆兜悬吊牵引。

（2）手术治疗

1）耻骨联合分离、骨折移位明显者可复位后手术内固定，骨折牵引复位疗效不理想亦可考虑手术治疗。

2）髋臼骨折无移位及除臼顶骨折以外的1度脱位可牵引复位3周，以后更换为石膏三角裤。

3）2度以上脱位的前、后柱骨折，先尽早牵引，一周后再选择相应的手术方式。

4）骨盆损伤移位明显、不稳定者可先用骨盆兜或双侧胫骨结节牵引加以纠正，对复位不佳、稳定性差及晚期病例，可行双侧或单侧骶髂关节融合术及耻骨联合缝合术。

二、髋 臼 骨 折

髋臼骨折根据损伤部位可分为后柱、前柱、前壁、后壁骨折、横行骨折及复杂骨折组合。常伴髋关节中心性脱位。

【临床表现】

1. 疼痛较广泛，局部肿胀、皮下瘀斑及压痛均极为显著。

2. 关节脱位时，患侧髂后上棘较健侧明显凸起，并较健侧为高，与棘突间距离也较健侧缩短。

3. 并发症　腹膜血肿、尿道或膀胱损伤、直肠损伤、神经损伤等。

【诊断】

1. 明确的外伤史。

2. 患侧疼痛、肿胀、皮下淤血，活动障碍。股骨头突入盆腔明显者，有患肢短缩。

3. X线检查可确立髋臼骨折的类型。

4. CT检查及三维重建可清晰显示髋臼损伤后的立体形状，为手术提供立体直观的指导。

【治疗原则】　目标：恢复髋关节运动功能，避免创伤性关节炎发生。

1. 无移位髋臼骨折，如髋臼横行骨折（累及前后柱）、轻微移位的二柱骨折，可采用非手术疗法。

2. 有移位者，切开复位内固定为首选。

3. 陈旧性复杂多发骨盆骨折者，需行人工全髋关节置换术。

第四节 脊柱骨折

一、颈椎骨折

【概述】 有头部外伤痕迹者，应注意是否有颈椎损伤的可能。

【颈椎骨折分类】

1. 按损伤节段

（1）寰枢椎骨折脱位

（2）寰椎爆裂性骨折（Jefferson 骨折）

（3）枢椎齿状突骨折及伸展型骨折（Hangman 骨折）

（4）C3～C7 椎体骨折

2. 按损伤部位

（1）单纯椎体压缩骨折

（2）椎体压缩骨折合并附件骨折、脱位

（3）一侧或两侧小关节交锁导致颈椎脱位

（4）无骨折脱位的颈脊髓损伤（挥鞭伤）

3. 按稳定程度

（1）稳定性颈椎损伤

1）单纯椎体楔形压缩骨折，椎体前缘压缩不超过 1/3，后纵韧带无损伤。

2）椎体前缘撕脱骨折

3）单纯椎板骨折

4）单纯棘突骨折

5）无移位的侧块骨折

6）单纯横突骨折

（2）不稳定性颈椎损伤

1）颈椎屈曲压缩型骨折

2）泪滴样骨折

3）颈椎前脱位

4）颈椎爆裂骨折

5）颈椎后脱位

【临床表现】 颈椎损伤后，头颈枕部疼痛，活动受限，损伤部位有压痛。脊髓休克表现：损伤平面以下感觉消失，胸式呼吸消失；四肢迟缓性瘫痪，生理反射消失。

肢体感觉运动障碍：

上颈髓（C1～C4）：累及呼吸中枢，导致呼吸麻痹，同时因膈肌瘫痪造成呼吸困难。不同程度的四肢痉挛性瘫痪。可伴有心血管症状。

中颈髓（C5～C7）：累及躯干部位感觉平面；下肢痉挛性瘫痪；上肢迟缓性瘫痪。

下颈髓（C8～T1）：累及躯干部位感觉平面；下肢痉挛性瘫痪；上肢可见爪形手。

【诊断】 根据严重外伤史，临床表现和X线检查可以明确诊断。

X线正侧位片不仅可以显示骨折，并能判断骨折的类型和移位情况，必要时应行脊髓造影、CT或MRI，以明确骨折、椎间盘突出及脊髓损伤。注意评估患者的生命体征和脊髓损伤情况。

【治疗】

1. 现场急救

2. 支持治疗 首先对患者的生命体征进行评估，积极抢救患者生命。呼吸困难者，要保持呼吸道的通畅，甚至机械通气。待病情稳定后再处理脊柱骨折。

3. 保守治疗 稳定性颈椎骨折脱位、压缩或移位较轻者，可行保守治疗。常用方法包括：卧床休息、枕颌带卧位牵引复位、颅骨牵引、Halo头胸固定架牵引等。除去牵引后，改用头颈胸石膏或支具固定。

4. 手术治疗 手术治疗的目的是通过脊髓和神经根减压、骨折和脱位的复位以及早期的固定，使颈椎的正常生理序列和稳定性得到恢复。手术方式较多，应根据外伤的类型和脊髓神经根受压的具体情况加以选择。

内固定的指征是：各种不稳定的颈椎外伤。按照手术入路可将内固定分为前方内固定和后方内固定两类。前者用于脊髓和神经根前方受压，行前方减压和植骨后。

二、胸椎及腰椎骨折脱位

胸椎及腰椎骨折脱位的损伤机制和分类与C3～C7骨折相似。最常见的是屈曲型损伤，其中以胸腰段交界处的楔形压缩骨折多见。以骨折脱位最为严重，常伴有脊髓的损伤。稳定的骨折可保守治疗，不稳定及有脊髓损伤的患者需要手术治疗。

【胸腰椎骨折分类】

1. 压缩骨折

(1) 仅前柱被破坏。

(2) X线：椎体前方楔形变，后缘皮质骨完整，椎体后缘高度正常，相邻椎体无脱位。可有后凸畸形。

(3) CT显示骨性椎管结构正常。

2. 爆裂骨折

(1) 中柱破坏。椎体后缘骨片容易向后方突入椎管压迫脊髓。

(2) X线：正位片：椎弓根间距增宽，可有椎板骨折，上关节突外展。侧位片：椎体后壁骨折，椎体后缘高度降低，一侧或双侧终板骨折，骨片进入椎管。

(3) CT显示椎管的环形结构破坏，有骨片突入椎管内。

3. 安全带骨折

(1) 后柱及中柱受到牵张暴力而前柱作为暴力的支撑轴相对完整。

(2) X线：横突和椎弓根水平骨折。椎体后间隙增宽。

(3) CT平扫多无阳性发现，矢状位重建有意义。

4. 骨折脱位

(1) 指压缩、牵张、旋转、剪切等暴力复合作用导致的三柱骨折。

(2) X线：正侧位片均可见半脱位或全脱位征象；常伴有多发横突、肋骨、关节突、椎弓根骨折。

(3) CT可有助于诊断。

【临床表现】

1. 外伤史、局部疼痛、活动受限。

2. 合并脊髓损伤时可有损伤平面以下的运动、感觉、反射及括约肌和自主神经功能受到损害。由于腹膜后血肿对自主神经刺激，肠蠕动减弱，常出现腹胀、腹痛等症状，有时需与腹腔脏器损伤相鉴别。

【诊断】

1. 体格检查，同时特别注意神经系统的全面检查，记录截瘫平面及其变化。

2. X线检查对早期诊断很重要。

3. X线检查无法明确诊断时，可进行CT、MRI等检查。

4. 有条件时可进行肌电图检查（SEP和MEP）。

【治疗】 治疗原则是：早期治疗；复位、减压、固定，避免二次损伤；积极治疗脊髓损伤、预防及治疗并发症；注重功能恢复。

1. 不伴有脊髓损伤的稳定性骨折 睡硬板床；腰背部垫高以使骨折复位；根据病情可佩戴腰部支具。

2. 不稳定性骨折合并不全性脊髓损伤　对合并脊髓损伤的患者，进行初步查体后即应该开始药物治疗，以减轻脊髓水肿，减少神经破坏。药物治疗包括脱水剂和激素（甲泼尼龙冲剂治疗），请参考后文。

手术治疗的时间选择：

1. 脊柱骨折合并不全性脊髓损伤者，如果患者一般情况可以耐受手术，应尽早在伤后 6～8 小时内手术，超过 8 小时也可考虑手术治疗，以便早期解除脊髓受压。

2. 3 周以上的陈旧骨折，如果存在不全性脊髓损伤或脊柱不稳定，也可手术治疗。

手术中应注意：彻底的椎管减压；稳定坚强的内固定；良好的植骨脊柱融合。内固定器械类型较多，目前多使用经椎弓根固定器械等，可视损伤情况和医疗条件加以选择。术后可佩戴支具保护。

第五节　脊髓损伤

脊髓和马尾的损伤有极高的致残率，危及患者的生命，对家庭及社会的影响很大，应给予充分重视，及时治疗。

【临床表现及诊断】

1. 病史及体征　对伤后早期来诊者，应依序快速做出以下判定：

（1）受伤史：详尽了解患者致伤机制、着地部位及伤后情况等。应详细询问疼痛性质、部位，仔细记录并连续观察四肢感觉、活动、大小便变化情况。

（2）体征：首先检查脉搏、呼吸和血压等情况，排除休克，同时检查有无严重复合伤。

（3）意识情况：出现意识障碍表示合并颅脑损伤，且可能危及生命，应优先处理。

（4）心肺功能：注意检查有否胸腹并发伤，膈肌麻痹者，可能有 C4 以上损伤；血压升高多为颅脑伤所致；血压过低者，则多并发有四肢伤，应迅速找出原因。

（5）脊柱局部：压痛、双侧骶棘肌紧张度、棘突向后方突出的部位及程度以及传导叩痛均有利于确定损伤部位的诊断。

（6）感觉与运动：可推断有无脊髓受损、受损平面及受损程度。

（7）会阴部和足趾的感觉、运动及反射：这对判断脊髓受损伤的程度及鉴别是否脊髓完全性损伤至关重要。检查时避免加重损伤。

(8) 脊髓休克：指脊髓遭受强烈震荡后，出现的损伤平面以下的弛缓性瘫痪。表现为运动、感觉、反射及括约肌功能丧失，常在数小时至数日后恢复（一般在24～48小时间），首先出现肛门周围感觉、肛门括约肌反射、球海绵体反射和屈趾肌肉自主活动逐渐恢复。若脊髓休克过后，可根据恢复的情况来判断脊髓损伤的程度。

2. 影像学检查

(1) 普通X线平片：常规拍正、侧位片，注意观察骨折片的移位方向，尤其有无向椎管内滑入。损伤累及C1～C2时补拍开口位片；涉及椎弓根及小关节者，则需加拍左右斜位片。

(2) CT扫描：主要用于累及椎管的骨折、颈胸段及胸段骨折、椎管影像重建。

(3) 磁共振（MRI）：主要优点为便于观察脊髓受损程度。

(4) 脊髓造影：对急性病例，尤其合并脊髓损伤者不宜采用。造影剂应选择非离子碘水溶液为佳。

(5) 其他如诱发电位检查、肌电图检查、数字减影等均有助于诊断。

【治疗】 治疗原则：

1. 现场急救 临时固定，如颈围、腰围、及临时制作固定担架等。搬动宜采取平托法，切忌两人或一人抱起的错误处理方法，以免加重脊髓损伤。伤后迅速将患者送到有进一步治疗能力的医院，途中应密切观察，及时抢救，对颈椎损伤者尽可能在利用颈围、沙袋或牵引下转运。

2. 一般治疗原则

(1) 迅速抢救休克和治疗危及患者生命的创伤。

(2) 单纯性脊柱骨折脱位按骨折脱位的一般原则予以复位、固定及功能活动。并注意避免引起脊髓损伤。

(3) 对于伴有脊髓损伤的脊柱骨折脱位，应以有利于脊髓功能的恢复与重建作为前提进行处理。

3. 脊髓损伤的治疗

(1) 脊髓周围有致压物者应通过手法或手术解除压迫。

(2) 脊髓休克，以非手术疗法为主，密切观察病情变化，切忌轻易施术。

(3) 脊髓完全横断者，减压术虽疗效不肯定，但对不稳定性骨折脱位者可同时作内固定，能获得早期翻身活动的机会。从而减少局部的再损伤。

(4) 损伤早期应予脱水疗法及使用大剂量皮质激素：包括20%甘露醇、甲泼尼龙或高渗葡萄糖等。

(5) 积极预防各种并发症：尤应注意呼吸道和尿路感染、褥疮及静脉血栓形成。如保持呼吸道通畅，导尿及膀胱冲洗等。

(6) 可使用有利于神经细胞代谢的药物，如 ATP、Vit-B 族、CoA 等，神经节甙脂或某些相关神经营养药物可选择使用。

(7) 辅助治疗：如高压氧、针灸、中药或理疗等。

(8) 对颈髓损伤者，及早牵引固定，注意保持呼吸道通畅，必要时可行气管切开。当排除消化道损伤后，应及时解除腹胀和便秘。

(9) 对四肢的功能活动与功能重建：应采取积极态度及有效措施。

(10) 全身支持疗法：对高位脊髓损伤者尤为重要。

第六节 肋骨及胸骨骨折

一、胸骨骨折

少见。常伴心肺等器官损伤。按胸科外伤常规处理。

【诊断】

1. 通常为直接暴力所致，或胸廓出现严重的挤压伤。

2. 骨折可以向前后移位，X 线检查可明确诊断。

3. 应注意有否呼吸道和心肺脏器的损伤及脊柱脊髓损伤。

【治疗】

1. 无移位的骨折只需对症治疗

2. 移位骨折可能需要手术切开内固定治疗。

二、肋骨骨折

多由直接暴力或胸廓挤压伤所致，可以是单纯骨折，也可能伴有胸腔内脏损伤、血气胸等。

【诊断】

1. 有明确直接暴力致伤史，伤后剧烈疼痛，呼吸、咳嗽、喷嚏均使疼痛加重，上身侧转活动受限。

2. 局部可有明显肿胀和大片瘀斑，有凹陷或突起，局限性压痛，可有骨摩擦征。触诊在伤处产生剧痛。肺脏损伤存在皮下气肿者，常于颈部及背部触及捻发感。严重损伤注意有无休克、呼吸困难及缺氧，有无浮动胸壁及反常呼吸运动。

3. X 线检查对了解骨折及有无肺及胸膜的并发症，及判断其程度有极其重要的意义。

【治疗】

1. 急症处理　严重胸壁损伤患者，出现气胸、血胸、休克、胸壁反常呼吸运动等紧急情况，必须迅速抢救；闭合性气胸，应立即于患侧第二肋间锁骨中线穿刺抽气；张力性气胸及血胸，应行闭式引流；浮动胸壁，先用局部压垫包扎法临时处理，然后作肋骨持续牵引或手术内固定。

2. 一般肋骨骨折的整复与固定　胶布固定3周一般可获得良好预后。

第三章　关节脱位

第一节　肩锁关节脱位

肩锁关节活动范围一般在10°～20°之间，主要参与肩关节的活动。肩锁关节脱位在肩部损伤中占4%～6%左右，复位后制动较为困难。

【诊断】

1. 外伤史。

2. 局部肿胀、压痛，外展及上举时均困难，肩关节处有松动感。

3. X线片可明确移位情况。有时为明确诊断，需同时向下牵引两上肢拍双肩片进行对比。

【治疗】

1. 非手术疗法　视患者具体情况用悬吊、垫圈包扎、8字绷带、胶布或肩胸石膏等方式治疗。

2. 手术疗法　全脱位及有特殊要求者可试行开放复位加关节囊修复术；对关节囊及韧带无法修复者，或修复后不稳定者，考虑开放复位修补术及内固定；对于关节面破损欠完整导致创伤性关节炎者，可行肩锁关节成形术。

第二节　肩关节脱位

肩关节脱位在全身大关节脱位中约占38%～40%，多发生在青壮年，男多于女。其中青年95%以上为前脱位，其次为后脱位，而上脱位及下脱位则十分罕见。

【诊断】　由于肩部解剖结构特殊，活动量大，易致损伤，造成肩关节向前或向后脱位，其中大多数为前脱位。脱位后除肩部疼痛、肿胀、功能障碍外，还有以下体征：

1. 患肢轻度外展，以健手托患侧前臂，头和躯干向患侧倾斜。

2. 肱骨头脱离肩胛骨的关节盂，造成三角肌塌陷，肩峰突出呈方肩畸形。可在锁骨下、喙突下或腋窝部触及脱位的肱骨头。

3. 杜加斯（Dugas）征阳性，患肘紧贴胸壁时手掌不能搭到健侧肩部，或手掌搭于健侧肩部时，肘部不能贴近胸壁。

4. 少数患者可出现并发症症状，包括腋神经支配区感觉减退，或可出现臂丛神经、血管的压迫症状。

肩关节前脱位诊断并不困难，除了典型的临床表现外，肩关节正位或轴心位X线片，可证实脱位，并确定有无伴发骨折。

【治疗】

1. 急性、新鲜的肩关节脱位可在血肿内麻醉下复位。复位方法包括Hippocrates法、Kocher法或肱骨头牵拉提托法等。不论何种方法，复位成功后，宜将肩关节固定于内收、内旋、屈肘90°位3周。

2. 陈旧性脱位　如脱位时间在1～2个月的年轻患者，实施复位前可充分地被动锻炼肩关节，或理疗以利瘢痕组织的软化，随后在麻醉下，试行闭合复位。如闭合复位失败，可切开复位。如关节软骨区已坏死或剥脱，可考虑施行肩关节融合术或人工肩关节置换术。对年龄较大的患者可考虑施行肱骨头切除成形术。

【康复】 肩关节脱位后康复治疗，对肩关节功能恢复至关重要。肩关节脱位复位后3周之内，固定，以利关节周围软组织的恢复。3周后应做主、被动活动，逐步增大关节活动幅度，还可进行理疗、体疗，以帮助关节功能恢复。

第三节　肘关节脱位

【概述】 肘关节脱位常见，由于解剖结构特殊，易发生后脱位，前脱位少见，可同时伴有向外侧或内侧移位。

【诊断】 肘关节脱位后局部疼痛、肿胀，功能障碍明显。特殊性体征包括肘后三角关系失常、肘窝前方可触及肱骨下端、肘后方空虚感、前臂弹性固定等，对肘关节脱位有特殊诊断价值。

需拍肘部正侧位X线片，以了解是否合并骨折。

【治疗】 新鲜肘关节脱位可在血肿内麻醉下闭合整复。后脱位应在肘伸直位牵引下先纠正侧方移位，然后在牵引过程中屈肘，即可获得复位。功能位固定3周后做主动锻炼。

陈旧性肘脱位，手法复位很难获得成功，后期切开复位效果也差，因此，有人主张采用“假性复位”，即在麻醉下手法屈曲肘关节小于90°，随后进行理疗与功能锻炼。应注意避免尺神经牵拉伤。手法目的不在于关节复位，而是使肘关节恢复少量活动。其他治疗方法包括肘关节切除成形术、人工关节置换术和关节固定术。

肘关节损伤的康复治疗对肘关节功能恢复至关重要，但切忌被动操作，以避免肘关节骨化性肌炎的发生。

第四节 腕部关节脱位

一、腕舟状骨脱位

腕舟状骨骨折为腕部常见的骨折，多发生于年轻男性，因其在腕部的特殊解剖位置及血液供应特点，易产生骨折的不愈合、延迟愈合及缺血坏死，影响腕关节的功能。

【诊断】 除骨折的一般症状外，有以下特点：

1. 鼻烟窝凹陷消失；

2. 鼻烟窝处压痛；

3. 手指加压试验阳性。

4. X线平片应注意三点 ①摄正位、侧位及斜位片；②临床症状明显而X线片骨折线不清楚者，仍应按舟状骨骨折治疗，10～14天后需再次拍片验证与确诊；③对腕部外伤者，仅根据X线片下结论，易将舟状骨骨折误诊为腕部扭伤、挫伤等软组织损伤。

【治疗】

1. 新鲜骨折 一般采用外固定，腕关节固定于功能位，拇指取对掌位。拆除外固定依据临床检查及X线片所示骨折愈合程度来定。最长者可达1年之久。

2. 陈旧骨折 指伤后3周以上者，处理仍按上法固定至愈合。

3. 假关节形成 可根据情况行植骨融合术、桡骨茎突切除术、螺丝钉内固定术。

4. 无菌性坏死 指舟状骨坏死超过2/3者，因易致创伤性关节炎，应及早行舟状骨切除或腕关节融合术。

二、月状骨脱位

【诊断】 除外伤史外，尚有腕部隆起、掌屈位、第三掌骨头塌陷的特点，约1/3患者有正中神经的压迫症状。X线侧位片上多显示月状骨向掌侧旋转移位，正位片则显示由原来的四方形外观变成三角形。

【治疗】

1. 急性期以手法复位为主，复位后用石膏掌屈位固定 7～10 天，之后换功能位再固定 2～3 周。

2. 陈旧性脱位可行开放复位，注意避免损伤桡月前韧带以减少月状骨无菌性坏死发生率；月骨头无菌性坏死多需手术切除，已出现创伤性关节炎者则考虑关节融合术。

三、月骨周围腕骨脱位

指月状骨与桡骨下端关节解剖正常，而周围腕骨向掌侧或背侧脱位者。根据病史、临床表现及 X 线片所见，诊断多无困难。治疗以手法复位为主。开放性脱位在清创同时予以复位并修复关节囊及韧带。

第五节　髋关节脱位

髋关节是人体最大的关节，其为杵臼关节，关节面较深，周围关节囊及周围韧带坚强，具有良好稳定性，只有在强大暴力下才会脱位。注意是否伴有内脏损伤及髋部骨折。根据脱位后的位置关系分为前脱位、后脱位、中心脱位，以后脱位常见。

【临床表现】 暴力外伤史，如车祸和工伤。暴力方向及髋关节位置决定脱位类型。后脱位典型外伤史为乘车时，跷二郎腿，突然刹车所致膝盖受撞击所致。外伤后感疼痛，患髋畸形，关节活动受限。中心脱位可伴有创伤性、出血性休克表现。

【诊断】 X 线及 CT 检查可了解脱位情况，骨折移位情况。明确是否伴有髋臼、股骨头、股骨颈甚至股骨干骨折。

1. 前脱位　患肢外展、外旋、屈曲畸形，关节活动受限，疼痛明显，闭孔或腹股沟附近可摸到股骨头。

2. 后脱位　患肢短缩、患髋内收、屈曲、内旋位畸形，于臀部可摸到股骨头。大转子上移。注意有无坐骨神经损伤。

3. 中心脱位　无特殊位畸形，局部疼痛、肿胀，活动受限，如移位明显，可伴有患肢短缩、大转子内移。注意是否伴有内脏损伤。

【治疗原则】 早期复位、固定，必要时手术治疗。定期摄片检查有无股骨头缺血性坏死。

1. 前脱位　良好麻醉，牵引复位，术后牵引 3～4 周，不负重锻炼 2 个月。

2. 后脱位　良好麻醉，Allis 法或 Bigelow 法复位，术后牵引 3～4 周，不负重锻炼2个月。如手法复位失败，合并后壁、后柱骨折，股骨头骨折或关节腔内有骨片，需手术治疗，行接骨板内固定，手术多从后方入路。

3. 中心脱位 早期行大重量牵引，争取在复位同时将髋臼骨折片一起复位。X线显示复位后，维持牵引3个月。对移位明显，累及髋臼顶点、后壁、后柱伴有股骨头骨折及关节内有游离骨片的骨折脱位应手术治疗。术后继续牵引。

4. 髋臼毁损严重，如发生创伤性骨关节炎，可行关节融合术或关节置换术。

第六节 膝关节脱位

膝关节结构相当稳定，需较大暴力才会发生脱位，因此常伴韧带或血管、神经损伤，应引起重视。

【诊断】

1. 多有直接外伤史。

2. 患肢明显肿胀、疼痛、功能障碍，弹性固定；自动复位者，抽屉试验、侧方应力试验仍可为阳性。旋转移位症状不明显时，需要依靠外伤史、X线片确诊。

3. 较常见合并内外侧副韧带、十字韧带损伤，注意其后方神经血管损伤。

4. MRI检查有助于韧带、半月板损伤等诊断。

【治疗】

1. 膝关节脱位为严重损伤，应尽快处理，手法复位。

2. 合并神经血管损伤，复位后症状不能改善者则应尽快手术探查。

3. 关节间隙有软组织嵌入影响手法复位者、韧带断裂需早期修复者、开放性损伤者，也应尽快手术复位，并尽早修复韧带及关节囊。

4. 早期股四头肌锻炼，解除外固定后逐步屈伸锻炼。

第七节 踝、足关节脱位

一、距骨骨折和脱位

距骨是全身骨中唯一一块无肌肉起止的骨，血供较差，不愈合及无菌性坏死多见。此种损伤的发生率在足部骨折中约占1%左右，虽十分少见，但所引起的问题较多。

【诊断】

1. 分类 按Hawkin和Canale分类：Ⅰ型为无移位纵形骨折，Ⅱ型为有移位伴距骨下关节脱位或半脱位，Ⅲ型为骨折移位伴距骨脱位，Ⅳ型为伴距骨头脱位。

2. 有明确外伤史，足部肿胀、疼痛、不能负重。

3. X线片可见骨折和脱位情况。

【治疗】

1. Ⅰ型骨折或Ⅱ型骨折脱位经手法复位得到纠正者，可选择外固定。

2. Ⅱ型经闭合复位达不到解剖复位者，需切开复位螺钉固定。

3. Ⅲ、Ⅳ型宜切开复位、松质骨螺钉或克氏针固定。

4. 移位明显的骨折脱位或复位失败的应行手术切开复位内固定，术后石膏固定。

5. 距骨骨折脱位整复后，石膏固定时间一般不少于3个月，半年内不宜负重。

6. 距骨体缺血性坏死所形成骨关节炎，不能负重，可行足三关节或四关节融合术。

二、中跗关节损伤

【诊断】 因其结构稳定很少发生脱位，有强大外力时，多与骨折同时发生。根据外伤史、足背部畸形及X线片所见，诊断多无困难，但应注意足背动脉是否受累及。

【治疗】 早期以手法复位较为简便易行，小腿石膏固定6～8周，手法复位失败可行开放复位，克氏针交叉内固定。陈旧骨折如有疼痛，则多需行关节融合术。

三、跖跗关节脱位和骨折脱位

【诊断】 如对该部位解剖较为熟悉，详细询问病史及检查，仔细观察X线片则诊断不困难。另外值得注意的是，直接暴力所致的损伤，可能合并有足背动脉损伤。

【治疗】

1. 早期手法复位并以小腿石膏固定，并恢复足弓。如不稳定性者，则需辅以足趾或跖骨头牵引术。

2. 迟来者（指伤后7～20天之间来诊）仍可以手法复位石膏固定并以足弓塑形。必要时牵引复位，个别需手术治疗。

3. 晚期病例多需开放复位内固定术，注意对韧带的修补。

4. 已形成创伤性关节炎或畸形愈合，影响足部的负重及活动者，可根据具体情况作内侧骨性肿块切除术、跖跗关节切除术及足弓再造术。

第四章　小儿骨骺损伤

骺板是儿童期骨骺与干骺端间的软骨组织，是骨骼生长的主要部分，因此，骺板损伤将影响到肢体的发育。

骨骺损伤分为五型：

Ⅰ型：骨折线完全通过骺板，损伤后只有骨骺侧还有软骨生长。

Ⅱ型：骨折线完全通过骨骺板后折向干骺端，分离的干骺常带有一块三角形干骺端骨片。

Ⅲ型：属于关节内损伤，骨折线从关节面开始经过骨骺进入骺板，再沿薄弱带到骺板边缘，一般不影响发育。

Ⅳ型：从关节面开始，穿过骨骺，再经过骺板全层，延伸到干骺端。

Ⅴ型：严重挤压所致，X线上不能见到骨折线，因损伤静止软骨细胞层，发生骺板早闭、生长停止，出现短肢畸形。

【诊断】

1. 儿童期出现，占儿童期长骨骨折的6%～15%。由于骺板结构力学强度较弱，较低暴力即可引起骺板损伤。

2. 好发于桡骨远端、肱骨内上髁、肱骨外髁、肱骨上端，桡骨上端、桡骨头等处。

3. X线特点　①往往有干骺端三角形骨片出现；②骨骺继发骨化中心与干骺端相对关系改变；③损伤较重而X线阴性者，应警惕Ⅴ型损伤。

【治疗】

1. Ⅰ、Ⅱ型手法复位为主，Ⅲ、Ⅳ型要力求恢复骺板对位和关节面平整，怀疑Ⅴ型损伤者，延期负重，避免加重损伤。

2. 手法复位应轻柔。

3. 切开复位时应尽量保护骨骺周围软组织，以避免损伤其血运。

4. 超过10天的陈旧性骺板损伤，不应再手法复位。其中Ⅰ、Ⅱ型损伤，可让其畸形愈合，以后再行截骨矫形。Ⅲ、Ⅳ型损伤者，移位明显将影响骺板的生长，为恢复骺板对位和关节面平整，可切开复位。

(一) 肱骨上端骨骺分离

由肱骨头、大结节、小结节三部分组成。在7岁时三者融合，19～21岁间与肱骨干骺端融合，因此此种损伤的发生率在青少年期最高。

【诊断】

1. 受伤原因多为间接暴力所致。

2. 局部肿胀淤血、活动功能丧失、压痛。应注意患肢的血运、感觉、运动功能，明确有无合并肱动脉、臂丛损伤。

3. X线正侧位片明确骨折类型及移位的程度。

【治疗】

1. 无移位者或移位轻者，无须整复，以三角巾固定3周，早期功能锻炼。

2. 有移位的稳定型骨折，可先行闭合复位，用超肩小夹板固定。

3. 移位明显的不稳定型损伤、手法复位失败或有软组织嵌入者，须行手术复位加内固定。

（二）肱骨外髁骨骺分离

【诊断】

1. 受伤时多为上肢伸直、手部着地，应力自手经前臂传至肘部所致。

2. 局部肿胀、淤血、压痛、活动受限。

3. X线检查　根据骨折移位程度分为无移位型、侧方移位型、肱骨小头骨化中心及干骺端骨折片外移三型。外移骨折片受伸肌牵拉向前、外旋转移位，可翻转90°～180°。

4. 诊断时注意与肱骨远端骨骺分离鉴别。

【治疗】

1. 无移位型　屈肘90°，前臂旋后位石膏托固定3～4周。

2. 翻转移位型　骨折片受伸肌牵拉向外、前旋转。

3. 侧方移位型　肘关节伸直内翻，前臂旋后用拇指将骨折片向内挤压，屈肘90°，石膏托固定4～6周。手法复位失败者切开复位克氏针固定。

4. 旋转移位型　手术复位克氏针固定，尽可能保留骨片上的软组织，以防骨骺发生缺血坏死。

5. 陈旧性肱骨外髁分离常常造成骨折不愈合、肘外翻、迟发性尺神经炎，多需手术治疗。

（三）肱骨内髁骨骺分离

【诊断】

1. 伤后局部肿痛、活动受限，有时合并尺神经损伤。

2. X线片示肱骨滑车骨化中心旋转移位至肱骨远端之前内侧。肱骨内上髁亦不在正常部位，常表现为带有三角形骨折片的骨骺移位。

【治疗】

1. 无移位者可采取石膏固定3～4周。

2. 有旋转移位及陈旧性骨骺分离者，手术切开复位加克氏针内固定。

（四）肱骨内上髁骨骺分离

【诊断】

1. 外伤后，因前臂屈肌群猛烈收缩将肱骨内上髁骨骺撕脱。局部出现肿胀、淤血、压痛。

2. 分度

Ⅰ度：仅骨骺分离，无移位。

Ⅱ度：内上髁移位达肱尺关节水平，但肘关节正常，肘关节侧方稳定性好。

Ⅲ度：内上髁移位至肱尺关节内，肘关节呈侧方半脱位。

Ⅳ度：肘关节脱位合并内上髁骨骺分离。

3. Ⅲ、Ⅳ度损伤因骨折牵拉可合并尺神经麻痹。

4. X线检查可明确移位的程度。由于6岁前儿童内上髁无骨化中心，诊断主要依靠临床表现。

【治疗】

1. Ⅰ、Ⅱ度损伤用石膏托固定3周后进行功能锻炼。

2. Ⅲ度损伤因骨折片在关节内，应尽早复位，必要时手术切开。

3. Ⅳ度损伤应行手法复位加石膏外固定。

4. Ⅲ、Ⅳ度陈旧性损伤均须手术治疗。

（五）桡骨小头骨骺分离

【诊断】

1. 受伤多为间接暴力，伤后肘外侧肿胀，桡骨小头压痛，前臂旋转活动受限。

2. X线片示桡骨小头骨骺分离。依关节面倾斜程度分：＜30°为轻度；30°～60°为中度；＞60°为重度。

【治疗】

1. 手法复位　在肘内翻位，用拇指从前外下向后内上撞压桡骨头骨骺，复位到倾斜＜30°后行石膏托固定。

2. 对倾斜＞30°，行手法复位失败者或复位后有再移位倾向者可行切开复位克氏针内固定，石膏固定3周。

3. 对于Ⅳ型骨骺损伤　移位不明显可用后上臂石膏托固定2周，早期功能锻炼；移位严重、手法复位困难、手术复位又无法固定者，宜早期功能锻炼；晚期有明显功能障碍者，考虑桡骨头切除。

（六）尺骨鹰嘴骨骺分离

【诊断】

1. 直接或间接暴力所致。跌倒时肘关节极度伸直位，尺骨鹰嘴固定于肱骨髁部的鹰嘴窝里外翻造成损伤或肱三头肌猛力收缩使鹰嘴撕脱。

2. 肘后尺骨鹰嘴处肿胀、压痛，主动伸肘功能丧失。

3. X线片可明确损伤类型、移位程度及有无其他合并伤。

【治疗】

1. 非手术治疗　适合于移位程度小或尺骨鹰嘴骨骺分离的骨折，肱三头肌腱膜为不完全损伤。可用石膏托固定于屈肘60°，3周后进行功能锻炼。

2. 移位程度较大、肱三头肌腱膜完全损伤、伸肘复位不满意或复位后不稳定者，可行软组织缝合固定，术后外固定3周。

（七）桡骨远端骨骺分离

【诊断】

1. 明确外伤史。

2. 临床表现为腕部肿痛及活动受限。

3. X线示骨骺分离合并干骺端骨折，侧位片示桡骨远端骨骺向背侧移位。若X线片无明显异常，而临床症状明显，应警惕V型骺板损伤的可能。

【治疗】

1. 多采用闭合复位小夹板固定。复位良好的标志是恢复桡骨关节面正常倾斜角。

2. 超过10天以上的陈旧性损伤不宜复位，轻度畸形能自行矫正，严重且影响功能者应待生长停止后再进行截骨矫形。

3. 手术适应证限于骨折段有软组织嵌入妨碍闭合复位而影响愈合者。

4. 开放性骨骺损伤的治疗，按常规清创、闭合伤口后仍予手法复位外固定。

（八）胫骨远端骨骺分离

【诊断】

1. 多因复合间接暴力所致。

2. 伤后踝关节肿痛、畸形、活动受限。

3. X线检查可明确损伤的类型及移位的程度，临床表现明显而X线阴性者，仍应高度怀疑。

【治疗】

1. 原则上要求达到良好复位。

2. Ⅰ、Ⅱ型损伤可手法复位外固定。

3. Ⅲ、Ⅳ型损伤行切开复位内固定术。

4. 超过10天以上的陈旧性损伤。仅予外固定，晚期残留畸形再行矫形手术。

（九）胫骨结节及胫骨上端骨骺分离

【诊断】

1. 受伤机制　膝关节侧方或前后方直接暴力可引起胫骨上端骨骺分离，股四头肌猛烈收缩而导致胫骨结节骨骺损伤。

2. 局部肿胀、疼痛、膝关节活动功能障碍。骨折片可能后移损伤腘窝部血管。

3. X线可明确诊断。

【治疗】

1. Ⅰ、Ⅱ型损伤行闭合复位加石膏托固定。

2. 不稳定性骨折或骨折移位严重合并动脉损伤、Ⅲ、Ⅳ型损伤，应切开复位加内固定。

3. 胫骨结节撕脱性骨折如伸膝位能复位，则伸膝位下肢石膏托固定4周即可。如移位大可行切开复位内固定。

（十）股骨头骨骺分离

【诊断】

1. 外伤史。

2. 临床表现　髋部疼痛，局部压痛，髋关节功能障碍，患肢呈屈曲、内收、外旋和短缩畸形。

3. X线示股骨头向上、外方移位，股骨头与股骨上端关系异常。

【治疗】

1. 外伤性股骨头骨骺分离类似成人股骨颈头下型骨折，处理方法可行骨牵引闭合复位多枚骨圆针固定。

2. 陈旧股骨头骨骺滑脱者宜行切开复位内固定或粗隆间楔形截骨术。

（十一）股骨远端骨骺分离

【诊断】

1. 损伤多系严重间接暴力所致。

2. 疼痛、肿胀、关节积血、畸形、活动障碍。注意是否合并腘窝部位神经血管损伤。

3. X线可明确骨折类型及移位程度。

【治疗】

1. 无明显移位者手法复位外固定。

2. 切开复位内固定适合于移位明显、复位困难或合并神经血管损伤者。

第五章 手 外 伤

一、开 放 损 伤

【概述】手外伤的发生率高，而且大多数是开放性损伤。手部开放损伤如能正确处理，可以最大限度地保留功能。反之，如伤口感染、组织坏死，可影响伤口愈合和功能恢复，也增加了晚期修复的困难。所以，开放性手外伤的早期正确处理，是治疗手部创伤的关键。

【临床表现】

1. 手部伤口，外伤暴力不同可有不同程度的软组织损伤。

2. 疼痛，严重者可出现肢（指）体远端的坏死征兆。

3. 畸形及功能受限。

【诊断】

1. 明确外伤机制。

2. 查体

（1）伤口检查：了解创口的部位、大小、损伤程度及皮肤缺损情况，同时应注意有无止血带，并记录使用的时间及部位。

（2）血管检查：根据手指的颜色、温度、血管的搏动等作出判断。

（3）神经检查：手指的活动、感觉、反射等。

（4）肌腱检查：手的休息位姿势改变，且在做一些特定的动作时，断裂肌腱的牵动动作消失，注意有无肌肉的协同作用。

（5）骨、关节检查：局部肿胀、功能障碍，有明显的短缩、旋转、成角和侧偏等畸形。

3. 检查　包括关节部位的摄片，血管的超声检查等，一般在病情稳定后再检查，以积极抢救手的功能为主。

【治疗方案及原则】

1. 缝合伤口和预防感染　只有在进行彻底清创的基础上闭合伤口，才有可能使手部开放性损伤的感染率降低。在一般情况下，手部开放损伤，应该争取在伤后 12 小时内进行清创和闭合伤口。

2. 尽可能地恢复解剖连续性　在技术和设备条件允许的情况下，根据外伤情况，争取早期施行骨折的复位和内固定术、断裂肌腱和神经的吻合术，必要时做血管吻合术，甚至做一期的肌腱移位或移植手术。

3. 根据损伤与处理情况，术后做适当固定与功能活动。

4. 不同部位的皮肤缺损应及时修复

（1）手指皮肤缺损的修复：原则上应尽量设法保存手指长度，不能因皮肤缺损而随意截除患指，特别是拇指和示指，方法有游离植皮、局部皮瓣、鱼际皮瓣、鱼际皮瓣相交臂皮瓣等。

（2）手掌、手背皮肤缺损的修复：小面积皮肤缺损行游离植皮或局部转移皮瓣修复。大块皮瓣缺损，较多应用中厚游离植皮或各种皮瓣移植。

（3）手部皮肤套状撕脱伤的修复：腕、手部皮肤套状撕脱处理困难，早期处理应对皮肤、肌腱、骨关节情况进行综合考虑，尽可能保存手的功能。皮肤缺损或皮下组织仍保留且血供良好者，可做游离植皮，如皮下组织一并撕脱，有条件时可立即行带血管游离皮瓣植皮，否则可采用腹部袋状皮瓣包埋，3～6周后取出做游离植皮或吻合血管的游离皮瓣植皮。

5. 手部肌腱损伤　手部肌腱断裂只要条件允许均可一期缝合，能否早期修复取决于以下因素：损伤时间、创口污染程度、周围组织损伤情况、操作技术条件和损伤肌腱的部位和数量。严重的挤压或撕脱伤，多表现为多组织损伤时，常常不能做肌腱一期缝合。

二、手部骨折

【概述】 手部有27块骨，构成多个大小关节，形成手的活动支架，各指功能活动要求不一，一旦发生骨折脱位，只要正确处理，功能恢复常较好，处理不正确不仅骨折脱位的手指功能不良，还会影响邻近的正常手指的功能。

【诊断】

1. 病史　明确的外伤史。

2. 查体

（1）疼痛及压痛：损伤部位有明显的症状。

（2）局部肿胀，功能障碍。

（3）畸形：有明显的短缩、旋转、成角和侧偏等畸形及异常活动，脱位者有弹性固定感。不累及关节的第1掌骨基底骨折，多形成向桡背侧成角畸形，局部隆起、肿胀、功能受限；累及关节的第1掌骨基底骨折，又称Bennett骨折，即拇指掌骨基底部骨折，累及关节面，并伴第1腕掌关节脱位；掌骨颈骨折，多见第5掌骨颈骨折，掌骨头向掌侧倾斜，骨折向背侧成角。

3. X线检查　手部正位、侧位、斜位摄片是必不可少的，可进一步明确骨折及脱位的具体情况。

【治疗】

1. 掌骨骨折

(1) 掌骨基底骨折

1) 第1掌骨基底骨折：在外展位牵引拇指，在隆起部向掌侧及尺侧加压，即可纠正畸形。于第1掌骨外展位石膏固定4周。

2) 累及关节的第1掌骨基底骨折：经外展位牵引拇指，在桡背侧加压于掌骨基底骨折处即可复位，复位后固定比较困难，常易再次移位。一般应用第1掌骨外展位前臂石膏固定，如仍不稳定，加做拇指末节指骨骨牵引，维持掌骨外展位，也可切开复位固定。6周左右去除外固定，功能训练。陈旧性骨折脱位，如症状明显、影响功能，可行腕掌关节融合术。

3) 一般掌骨基底骨折：一般均无明显的骨折移位，可保守治疗，功能位石膏固定4周左右。

(2) 掌骨干骨折：有多发、单发及不同类型的骨折。治疗常采用牵引、手法复位、前臂石膏铝板功能位固定，6周左右拆除石膏功能训练。多发骨折、移位明显而闭合复位不理想时，做切开复位内固定。

(3) 掌骨颈骨折：整复时、必须屈掌指关节到90°位时方可进行整复，并维持此位置直至骨折愈合，一般约需4周。

2. 指骨骨折

(1) 近节指骨骨折：治疗方法是复位外固定，先安放前臂石膏铝板再做手指牵引复位，用宽胶布固定手指于铝板上。要注意手指血循环，铝板宽度应大于手指宽度，以免压迫手指血管。骨折极不稳定者可切开复位内固定。

(2) 末节指骨基底撕脱骨折：撕脱骨片可在近侧指间关节屈曲90°，远侧指间关节过伸位时复位，维持该位置，并应用手指石膏/铝板固定6周。若骨折片大于关节面的1/3或伴有关节脱位，或就诊较晚失去闭合复位机会者，可做切开复位内固定。

三、手部关节脱位

手部各指功能活动要求不一，一旦发生骨折脱位，只要正确处理，功能恢复较好，否则不仅骨折脱位的手指功能不良，还会影响邻近的正常手指的功能。手位于肢体最远端，活动量大，受伤几率大，损伤类型复杂，治疗方法亦不统一。

(一) 拇指腕掌关节脱位

单纯的拇指腕掌关节脱位少见。第一掌骨轻度屈曲，外力沿掌骨纵向传导，使掌骨基底向桡背侧脱位。因前斜韧带及第一掌骨间韧带的强力牵拉，故导致第一掌骨基底掌尺侧结节撕脱骨折，即 Bennett 骨折脱位。治疗上，新鲜单纯关节脱位复位很容易，但维持位置困难。手法复位后应将关节固定置于充分旋前位 6 周左右。陈旧性半脱位需切开复位，然后做肌腱移位重建韧带，以稳定关节。

（二）Bennett 骨折脱位

损伤机制同前述，治疗上以手法复位为主。值得注意的是，闭合复位虽然容易，但要使关节面对合平整无台阶，并靠外固定维持这一位置到骨折愈合却非易事。故多数作者主张在闭合或开放复位成功之后内固定。

（三）掌指关节、指间关节脱位

掌指关节脱位以拇指和示指发生较多，可行闭合复位治疗，牵引手指，向掌侧推挤移位的指骨使其复位，外固定 4 周左右。如脱位的掌骨头被软组织裂孔嵌顿，复位失败，则需切开复位并修复关节囊。指间关节脱位一般均可闭合复位成功。

第二篇　关节外科

第二篇　天時攸賦

第六章　肩部疾病

第一节　肩部撞击症

【概述】 冈上肌、冈下肌、小圆肌和肩胛下肌构成肩袖，其联合腱附着于肱骨大结节，在三角肌外展肩关节的运动中协同下压固定肱骨头。肩峰底面、锁骨外端、肩锁韧带和喙肩韧带构成骨纤维弓。在肩关节外展时，肩峰下滑囊和肩袖在此骨纤维弓与肱骨头之间发生撞击和挤压，引起肩痛、力弱、外展功能受限的一组症状，称为肩部撞击症。由于日常活动时，肩关节常处于外展前屈内旋位，肩袖前部更易在肩峰前下方受到挤夹，而此部在解剖上恰为一缺血管区，易于损伤而不易修复构成了本病的病理基础。反复的摩擦、撞击和挤压使肩峰下滑囊在早期表现为渗出，逐渐出现囊壁增厚、囊腔缩小、粘连和纤维化，肩袖可出现狭窄。所以本病在早期表现为疼痛，晚期可出现功能障碍，在X线片上亦有所表现。

【诊断】 Neer分期：

Ⅰ期：出血和水肿：多见于25岁以下，常见于投掷及游泳运动员。主要临床症状是运动后肩部疼痛。主要体征是冈上肌附着点和肩峰前缘压痛，肱骨外展60°～120°时出现痛弧、撞击征（中立位前屈疼痛）阳性，附加撞击征（1%利多卡因10ml肩峰下间隙注射后症状减轻）阳性。X线片无异常表现。

Ⅱ期：纤维化和肌腱炎：多见于25～40岁，主要症状是疼痛加重，影响工作和睡眠。主要体征是肩部摩擦感，肩外展到100°时有卡住的感觉，主动和被动运动均有不同程度的受限。此阶段后期X线片可见肱骨大结节囊性变。

Ⅲ期：肩袖损伤、肱二头肌破裂和骨的变化：多见于40岁以上病例。肩袖损伤常先于肱二头肌腱损伤。主要症状是夜间疼痛甚为明显，同时伴力弱。主要体征是主动运动较被动运动范围更小，冈上肌和冈下肌萎缩，肩部外展外旋力弱，肩锁关节和结节间沟压痛，撞击试验可减轻疼痛，但力弱和运动障碍无改善。此期X线片可见肩峰前1/3下缘硬化，骨刺形成，肩锁关节和肩峰下间隙狭窄。肩关节造影提示肩袖破裂。

【治疗】

Ⅰ期：保守治疗。包括避免做有可能发生撞击的动作；局部理疗和湿热敷；非甾体类抗炎药可减轻疼痛，一般不主张肩峰下间隙封闭注射。

Ⅱ期：保守治疗同Ⅰ期，此外应配合运动疗法，主要是体侧的短弧运动及对抗阻力的拉力运动以改善活动范围和增加肌力。经6个月以上保守治疗无效者，可于关节镜下行前肩峰减压术或手术切除肩峰下滑囊。

Ⅲ期：肩袖修补，自起点切断肱二头肌长头腱转移固定于其短头腱或喙突上，再行前肩峰成形术。

第二节 肩关节周围炎

【概述】肩关节周围炎（简称肩周炎）也称粘连性肩周炎、冻结肩。它是肩周肌肉、肌腱、韧带和关节囊等软组织的慢性炎症和退行性病变，逐渐形成关节内外粘连，出现疼痛和关节活动受限。好发于50岁左右的女性，有自愈倾向。

【诊断】

1. 可有肩部外伤史。

2. 主要症状是逐渐加剧的肩部疼痛，伴有肩部功能活动障碍和僵硬，不同程度地影响日常生活和工作。

3. 患者肩部肌肉萎缩，以三角肌萎缩最明显；压痛，压痛点在肩峰下滑囊，肱二头肌长头、喙突及结节间沟等处；外展、内外旋活动受限，部分患者可因上肢血液循环障碍出现手部肿胀、发凉。

4. X线检查可有骨质疏松征象，有时肩峰下有钙化影。肩关节造影见关节囊挛缩，下部皱褶消失等改变。

【治疗】本病以保守治疗为主。

1. 非手术治疗　急性期上肢悬吊以减少疼痛，局部理疗、针灸、按摩、局部封闭治疗，注意局部封闭药物应注射在关节周围的软组织内；服用非甾体消炎镇痛药物；坚持功能锻炼，以主动运动为主，包括肩外展、上举、外旋等联合运动；还可于臂丛麻醉下行肩关节手法松解术，术后加强功能锻炼。

2. 手术治疗　用于长期保守治疗无效者，适应证应严格掌握，注意除外其他颈肩部疾患。术式可根据患者实际情况选择肱二头肌腱移位术和喙肱韧带切断术。

第三节 肩袖损伤

【概述】 肩袖是由冈上肌、冈下肌、小圆肌及肩胛下肌4个短肌所组成。肩袖主司肩关节的外展及旋转功能，也称为“旋转袖”，对肩关节稳定性具有重要作用。由于肩袖止点位于大结节及肱骨外科颈的外侧，易受该处骨折、脱位或其他损伤的累及。

【诊断】

1. 临床表现 常有明确外伤史，患者突感肩关节外展受限，且伴有肩外上方的疼痛感，其程度与肩部活动相关。夜间症状加重是常见的临床表现之一。

2. 局部压痛、外展及上举功能受限。肩峰下凹征阳性，臂坠落试验阳性、撞击试验及疼痛弧征可为阳性。病史超过3周以上可有肩周肌肉不同程度的萎缩。病史超过3个月可发生关节继发性挛缩。

3. 辅助检查 肩关节造影可显示造影剂通过肩关节腔经断裂的肩袖进入肩峰滑囊。X线可显示肌腱有无阴影及肱骨头与肩峰的距离变窄。CT断层扫描与关节造影合并使用，对肩胛下肌及冈下肌的破裂以及发现其他病理变化有一定意义。MRI对肩袖损伤的诊断具有重要作用，可早期发现肩袖的不完整性。另外，超声诊断方法也属于非侵入性诊断方法，对肌腱部分断裂的诊断优于关节造影。对于疑诊为肩袖损伤、盂唇病变、肱二头肌长头腱止点撕裂以及盂肱关节不稳定的病例，肩关节镜检是一种理想的微创性检查方法。

【治疗】

1. 不完全断裂者，可采用外展架制动3～4周后功能锻炼，疼痛者可行封闭治疗、理疗和体疗。

2. 肩袖损伤手术治疗的适应证是肩袖大范围撕裂，非手术治疗无效，以及合并存在肩峰下撞击因素的病例。常用的修复的方法是Mclaughlin法。存在肩峰下撞击征的患者，是肩峰成形术的适应证。术后外展架固定4～5周，而后辅以功能锻炼疗法。

第四节 弹 响 肩

【概述】 是指肩关节在某些运动中出现听得见的咔嗒声或弹响，它不是独立的疾病而只是一个症状。

【诊断】

1. 在肩关节运动过程中出现暂时性的半脱位，继续运动时又自行复位而出现弹响，终成习惯。

2. 关节内或周围出现异常组织条索，如肌肉、肌腱的异位、异常肌肉等，在骨突上滑过时出现弹响。患者主要表现为弹响，并且能反复重现，长时间可出现疼痛，但多不严重。

【治疗】 应首先寻找弹响的原因，如时间短症状不重者可行休息、理疗、可的松注射等保守治疗。对原因明确又符合手术适应证者，可行手术治疗。

第五节 弹响肩胛

【概述】 是指肩胛骨在运动时出现的能听到的弹响声，它可由下列原因引起：

1. 骨质结构的变化 肩胛骨上角的异常弯曲、肩胛骨深面的外生骨疣及肋骨的肿瘤、弯曲、成角、骨折等改变。

2. 肌肉的病变或滑囊炎 肩胛骨运动中，肩胛关节肌肉病变可导致弹响出现。位于肩胛骨深面有三个滑囊，一为前锯肌的深面，另一在前锯肌与胸侧壁上部之间的结缔组织内，另外，在肩胛骨下角处可出现附加滑囊。

【诊断】 根据病史、临床表现、查体及X线检查可确诊。

【治疗】 保守治疗为主，如明确有骨性的改变，则可行手术切除。

第七章 肘部疾病

第一节 肱骨外上髁炎

【概述】肱骨外上髁炎也称网球肘，是肱骨外上髁伸肌总腱处的慢性损伤性肌筋膜炎，影响伸腕和前臂旋转功能。

【诊断】

1. 起病缓慢，有腕部超常规活动或特殊职业，特别是手和腕部重复进行用力背伸动作。肱骨外上髁部位疼痛，向前臂外侧放射，严重者不能持物，拧毛巾。部分患者有患部隆起、压痛。

2. 检查可发现局限性压痛点位于肱骨外上髁、环状韧带或肱桡关节间隙处，常为锐痛；腕伸肌紧张征阳性和（或）牵伸试验（Mills 征）阳性。

3. X 线检查常为阴性。

【治疗】

1. 非手术治疗　包括制动、理疗、热敷和局部封闭。局部封闭注射点尽量靠近骨面。可在封闭之后石膏固定腕关节 1～2 周。

2. 手术治疗仅适合于非手术治疗效果不佳或反复发作者。一般行肌腱附着点剥离松解术。在伸肌总腱下方，有一个细小的血管神经索，在穿过肌筋膜时可能受到压迫，可手术松解或切断此束。

第二节 肘管综合征

【概述】尺神经在经过肱骨内上髁后面的尺神经沟处易受压迫或由于摩擦导致尺神经炎。

【诊断】

1. 患者常感觉肘区疼痛，表现为刺痛，向近远端放射。环指、小指多出现间歇性麻木症状，与体位有关。

2. 尺神经支配区的感觉障碍　手尺侧及尺侧一个半手指感觉异常。

3. 肌肉萎缩，肌力减退　突出的表现是小指处于外展位，内收不能，握力、捏力减弱。

4. 尺神经滑移 随着肘关节屈伸，肱骨内上髁上方有异常活动。肘部外伤时可出现肘外翻畸形。

5. 屈肘试验阳性 屈肘时可加剧尺侧一个半手指的麻木或异常感。肘部Tinel征阳性。

6. X线检查可发现肘部骨性结构的异常。肌电图检查对肘管综合征的诊断与鉴别诊断有一定的参考价值。

【治疗】

1. 保守治疗 目的是减轻神经组织的炎性反应，改善神经的血液循环以恢复神经的轴浆运输。可采用石膏或夹板将上臂固定于伸直位，还可采用局部封闭缓解神经炎症。

2. 手术治疗

(1) 肘管结构无明显异常者可选择局部减压术或内上髁切除。

(2) 肘管切开术 症状较轻且间隙发作、无尺神经半脱位（极度屈肘位时尺神经滑移出尺神经沟内）、无疼痛症状、肘部骨结构正常、手术中发现卡压主要来源于肘管局部因素者可选择该术式。

(3) 内上髁切除术在轻度患者疗效较好。神经前置术理论上可起到减轻神经牵拉作用，但可导致神经局部缺血及瘢痕形成而影响疗效。

第三节 肘骨化性肌炎

【概述】 指正常无钙化的肌肉组织发生了钙化，也叫异位骨化，外层为包裹的纤维结缔组织，里面是成骨细胞，有骨小梁结构等类骨组织，中心是活跃的原始细胞。

【诊断】

1. 本病多见于儿童，常伴有巨趾或巨指征、短颈等其他畸形。广泛的肌肉骨化为一种先天性、遗传性疾病。

2. 骨化性肌炎多见于外伤、肌肉过度锻炼、截瘫及横贯性脊髓炎和脑瘫的恢复期。首发于颈、背部肌肉，出现肿胀、疼痛、变硬等。病变多侵犯颈、背、胸、上肢等部位肌肉，一部分肌肉肿胀消退，另一部分肌肉又出现症状，此起彼伏，骨化过程逐渐完成，最后形成骨桥，导致关节固定、运动障碍。

【治疗】

1. 一般治疗 骨化性肌炎诊断确立后，肘关节应妥善加以保护，是否行主动关节活动锻炼要视情况而定，如局部有肿胀、压痛及温度增高，活动时疼痛加重，则不应过度活动；如上述症状不明显，则应在疼痛可忍受的情况下锻炼，以保留一定程度的关节活动和功能。

2. 放射治疗　有人认为放射治疗能影响炎性反应过程，可防止骨化性肌炎发生。

3. 手术治疗　凡影响肘关节屈伸功能，而骨化性肌炎处于静止者，即异位骨化致密硬化，界限清楚，方可考虑手术切除。切除的目的是不使任何与骨化肌肉有关的肌、骨组织残留，以防止复发；切除时宜切除骨化肌肉连同薄层正常肌肉，彻底止血。术后石膏固定1～3周。

第八章　腕及手部疾病

第一节　腕管综合征

【概述】 腕管系腕部掌侧腕横韧带和腕骨围成的骨-纤维隧道。有拇长屈肌、指深、浅屈肌和正中神经通过。任何因素使腕管缩小或内容物增大时可卡压管内的正中神经，称为腕管综合征。腕部骨折、脱位后的畸形愈合、骨赘和腕管内肿瘤均可引起本病，慢性运动性劳损也可引起此病。正中神经受压于肌腱和腕横韧带之间，屈腕程度越大压迫越重，而腕关节中立位腕管最松弛，如手用力握拳，则正中神经受压更大。如反复握拳动作是长期工作姿势，指屈肌腱在腕横韧带的近侧缘上长期、反复、强烈的摩擦后，可发生肌腱体积的增大，压迫正中神经。

【诊断】

1. 中年居多，可为双侧，但活动多的一侧症状较重，病史较长，拇指、示指、中指感觉过敏、迟钝、麻木或疼痛，深夜疼痛剧烈，可以痛醒，反复屈伸腕关节后症状加重。患者常以腕痛、指无力、持握物品障碍及所握物不自主从手中掉下为主诉。

2. 大鱼际肌萎缩，大鱼际中的拇对掌肌、拇短展肌和拇短屈肌都受正中神经支配，有不同程度的萎缩和肌力减弱。检查时，需从侧面观察，双侧对比。两点辨别觉检查、大鱼际肌力检查、腕部触痛检查，以及激发试验对腕管综合征的诊断具有重要价值。激发试验包括屈腕试验（患者两肘置于桌上，前臂与桌面垂直，两腕掌屈，此时正中神经被卡压在腕横韧带的近侧缘上，如有疼痛症状加剧，并与夜间疼痛相似即为阳性）、神经叩击试验（Tinel 征，轻扣腕正中神经，手部正中神经分配区域有放射性刺痛）、Phalen 试验和止血带试验。

3. 腕以下正中神经感觉和运动传导减慢是腕管综合征肌电图的典型表现。

4. X 线检查、CT 在有骨性异常时具有重要的诊断意义。

5. MRI 在诊断不清时可作为一种辅助检查应用，但一般不常规使用。

【治疗】

1. 保守治疗　安全有效，可用石膏或夹板固定腕关节于轻度背伸位1～2周，保持腕部充分休息，夜间疼痛患者睡眠时也需固定，以避免腕的掌屈。也可进行腕管内局部封闭治疗，在掌长肌和正中神经尺侧进针，避免损伤正中神经。

2. 手术治疗　非手术治疗无效、有明显的神经病变或反复发作时可手术治疗。手术的目的是增加腕管容积或减小腕管内容物体积。

第二节　月骨骨软骨病

【概述】 又称月骨无菌性坏死或Kienbock病，发病原因与月骨血供较差、长期受压或损伤有关。

【临床表现】 好发于20～30岁青年人，男性较多，右手多见。患者常有使用电钻、风镐等职业史。起病比较缓慢，腕关节酸痛无力，休息可以缓解。局部肿胀和压痛都十分明显，腕关节的活动受限。

【诊断】

1. 腕关节胀痛、乏力，疼痛可向前臂放射，活动时加重，休息后可缓解，可伴有腕部活动受限，尤以背伸受限最明显。腕背部轻度肿胀，月骨处压痛明显，叩击第3掌骨头时月骨区疼痛。

2. X线片早期无异常，数月后骨密度增加，月骨中心可逐渐出现圆形透光区，随后月骨外形可不规则，晚期常伴腕骨间退行性变。

【治疗】

1. 腕关节背伸20°～30°固定，常需1年左右。

2. 月骨已完全坏死、变形者，可行月骨切除、人工假体置换术。

3. 晚期有严重骨关节炎表现者，可考虑桡腕关节融合术。

4. 本病的病理改变不可逆转，预防重于治疗。

第九章 髋部疾病

第一节 股骨头骨软骨炎

【概述】 本病为股骨头骨骺的缺血性坏死，又名 Legg-Galve-Perthes 病、扁平髋等。发病原因尚不清楚；多数认为与缺血有关，即因髋关节静脉回流障碍和骨内高压产生了股骨头骨骺的骨化和坏死，导致股骨头不同程度的畸形与髋关节活动受限，最后导致骨关节炎。病理发展可经历缺血期、血供重建期、愈合期、畸形残存期等四个阶段。在股骨头骨骺的骨化中心出现以后（1 岁以后）至融合之前（18～19 岁）均可发病，以 3～10 岁儿童最多见。男女比例 6∶1，单侧多见。患者多主诉患侧髋部和腹股沟内侧疼痛，可以向同侧膝关节放射，运动后更加明显，休息后可以缓解，伴跛行。大腿的肌肉以及臀肌出现萎缩，髋关节的活动明显受限，以外展、内旋和后伸最为明显。患者往往否认有外伤史。

【诊断】

1. 患者主诉髋部疼痛、逐渐加重，保护性跛行步态，少数患者有膝部放射痛，对主诉膝痛的儿童，应注意检查髋关节。患肢肌肉萎缩、内收肌痉挛、髋部前方和臀部有压痛，晚期患肢略有短缩，Thomas 征阳性，患肢外展、后伸、内旋受限。

2. X 线检查 拍双髋正位片及蛙式位侧位片。X 线片表现与病理过程密切相关。如症状发生时间短，则一月内复查 X 线片。如有内收肌挛缩或滑膜炎应牵引数日再拍蛙式位像。缺血期骨化中心较小，密度增高，滑膜肿胀，关节间隙增宽；血供重建期骨化中心周围有新骨沉积，并逐渐发生“碎裂”，头端扁平，颈部宽粗；愈合期骨骺扁平，密度略高，“碎裂”现象消失，颈部宽粗；畸形残存期股骨头呈蘑菇状，髋臼也可变形，患髋可出现半脱位，干骺端有囊性变。

Catterall 根据 X 线片股骨头受累的范围，将股骨头骨软骨病分为四型。

Ⅰ型：股骨头前部受累，但不发生塌陷，骨骺板和干骺端无病变。

Ⅱ型：半个股骨头发生坏死，正位与蛙位片上显示坏死部分密度增高，在坏死骨的内侧和外侧有正常骨组织柱状外观。此型X线所见的骨组织柱对判断预后非常重要。

Ⅲ型：半个股骨头以上至3/4的股骨头发生坏死，股骨头外侧的骨组织柱消失，股骨头严重塌陷，骨骺板呈坏死改变，干骺端受累出现囊性变，塌陷的坏死骨块较大。此型坏死塌陷范围越大，则预后越差。

Ⅳ型：整个股骨头均呈坏死塌陷，骨骺板遭受破坏，严重者失去正常生长能力，股骨头的塑造潜力受到严重抑制。此期无论采取何种治疗方法，最终结局都很差。尽管如此只要给予适当的治疗，仍然可以减轻股骨头的畸形程度。

3. 同位素扫描　可早期发现股骨头坏死区呈放射性稀疏或缺损，再生期则呈放射性浓聚。比通过X线提早确定坏死的范围、显示坏死区的血管再生。

【治疗】

1. 非手术治疗

(1) 观察：5岁以下患者，病变累及股骨头50%以下，仅需限制其剧烈活动。

(2) 休息及牵引：如关节活动受限，卧床牵引以缓解滑膜炎及肌痉挛。如有肌肉挛缩，应行松解。可给予非甾体消炎镇痛药物止痛。

(3) 支架：用支架将股骨头控制在髋臼内，髋关节处于45°外展及内旋位，至重新骨化，最少需要18个月，每3个月拍一次X线片复查。

2. 手术治疗

(1) 滑膜切除术：可以改善股骨头血供。

(2) 骨骺钻孔减压术：可以增加骨骺的血运。

(3) 骨瓣、血管植入术：改善股骨头的血供，效果尚不肯定。

(4) 内翻内旋股骨转子下截骨术，适用于股骨头向心性差，CE角小于20°者，可以增加髋臼对股骨头的包容和改变股骨头受力点。

(5) 骨盆截骨术（Salter或Chiari）适用于股骨头骨骺全变形或有半脱位者。

第二节　股骨头骨骺滑脱

【诊断】

1. 外伤史。

2. 髋部疼痛，局部压痛，髋关节功能障碍，患肢呈屈曲、内收、外旋和短缩畸形。

3. X线片示股骨头向上、外方移位，股骨头与股骨上端关系异常。

【治疗】

1. 外伤性股骨头骨骺分离类似成人股骨颈头下型骨折，处理方法可行骨牵引闭合复位，多枚骨圆针固定。

2. 陈旧股骨头骨骺滑脱者宜行切开复位内固定或粗隆间楔形截骨术。

第三节 弹 响 髋

分为关节外弹响和关节内弹响。主要指髋关节运动时出现的能听到或感觉到的弹响声。

一、关节外弹响

【诊断】 较为常见，又称为弹响髋或阔筋膜紧张征。主要是由于髂胫束的后缘或臀大肌肌腱部的前缘增厚，髋关节屈曲、内收或内旋活动时上述增厚的组织滑过大粗隆的突起而产生弹响，同时可摸到和见到一条粗而紧的纤维带在大粗隆上滑过。一般不痛或只有轻度的疼痛。后期由于增厚组织的刺激，可发生粗隆部的滑囊炎。查体时发现大粗隆部振动最明显，出现滑囊炎时局部可触及一处轻压痛的肿块。诊断时宜行X线片检查，排除骨关节的病变。

【治疗】 轻者可以理疗、局部封闭，症状严重、条索状增厚明显者，保守治疗多无效，应行手术治疗。

二、关节内弹响

【诊断要点】 较少见。一种类型发生于儿童，由于股骨头在髋臼的后上方边缘轻度自发性移位，造成大腿的屈曲和内收而发生弹响，最后可变为习惯性。另一种类型见于成人，由于髂股韧带呈条索状增厚，在髋关节过伸尤其是外旋时与股骨头摩擦而产生弹响，程度不定。

【治疗】 第一种类型可用绷带制动，防止屈髋活动4～6周。第二种类型可予理疗及局部封闭。疼痛较重时，可手术松解。

第四节 股骨头坏死

【诊断】 因髋部骨折/脱位、减压病、放射治疗或并发于多种内外科疾病而导致股骨头主要血循环障碍所致，有时坏死病因不明。可能与血管侧支循环差、导致微细损伤、劳损或不明原因的梗死、骨髓内压升高有关。病理表现主要为骨坏死与坏死后的修复。

1. 临床表现 本病多见于30～50岁，男性多见，约50%病例为双侧发病。主要症状为髋关节疼痛、功能受限和跛行。疼痛可为急性剧痛或慢性钝痛。有的局限于髋部，有的还放射到膝关节。功能受限最初较轻，以后则逐渐加重。功能受限最初因肌肉保护性痉挛所致，后期则由于关节退行性变。跛行则与疼痛和畸形有关。后期有骨关节炎表现。查体表现为髋关节功能受限，尤以外展、内旋受限明显。"4"字征阳性。

2. 检查

(1) X线片必须采用前后位及蛙式位，蛙式位才可判断股骨头是否全部坏死，因其可补充前后位因髋臼重叠而显示不清的不足。X线片改变一般迟于组织学改变约两年，而且不易区分骨坏死和骨修复。坏死常发生在股骨头的前、上节段，相当于在站立时股骨头的负重部分。在早期，关节下方可见1～2mm宽的透明带即所谓新月征。坏死骨多呈圆锥形，其基底向关节面，其尖端指向股骨头中心。坏死骨呈不规则疏松及致密。锥形并不经常出现，梭形或半月形也能见到。在死骨的下方为一层新骨大量生成的致密区。死骨受压后，关节面塌陷，死骨被压挤向股骨头中心。此种股骨头虽经修复和重建，但已不呈球形。软骨裂缝虽经纤维软骨修复，关节面已不光滑。后期，严重的关节退行性改变已不可避免。

(2) 同位素扫描：多表现为患髋出现热区，如发现热区中有冷区即可确诊。

(3) MRI可早期显示骨坏死改变，可以分为五期：

0期：患者无自觉症状，X线无表现，在MRI的T2加权像上出现"双线征"，即负重区出现外围低信号环绕内圈高信号，外围的低信号为反应性增生的骨小梁，高信号为间质反应区肉芽组织充血水肿。

Ⅰ期：股骨头不变形，关节间隙正常。在T1加权像上负重区显示线样低信号，而在T2加权像上表现为局限性高信号或"双线征"。

Ⅱ期：股骨头不变形，关节间隙正常。在T1加权像上股骨头区有硬化缘围绕较低的新月形不均匀信号的坏死区。

Ⅲ期：股骨头开始变形，软骨塌陷，新月体形成，关节间隙正常。在T1加权像上为带状低信号区；T2加权像上，由于关节液充填骨折线呈高信号。

Ⅳ期：关节软骨彻底被破坏，关节间隙狭窄，伴退行性改变。

3. 股骨头缺血性坏死的临床分期

(1) Ficat将股骨头缺血性坏死分为四期：①Ⅰ期：骨小梁正常或轻度疏松，股骨头光滑，关节间隙无改变；②Ⅱ期：骨小梁疏松与致密相间，关节间隙及股骨头的轮廓尚属正常；③Ⅲ期：股骨头塌陷，死骨可游离，关节间隙尚正常；④Ⅳ期：股骨头塌陷，关节间隙变窄，髋臼呈退行性改变。

(2) ARCO分期：将股骨头缺血性坏死分为0期至终末期：①0期：骨的活检结果与缺血性坏死一致，其他所有检查均正常。②Ⅰ期：骨扫描阳性或MRI检查阳性，或两者均呈阳性。根据股骨头受累的位置，病变再分为内侧、中央及外侧。如股骨头受累<15%；股骨头受累15%～30%；股骨头受累>30%。③Ⅱ期：X线片呈现异常（股骨头斑点状表现、骨硬化、囊性变及骨质疏松），X线片及CT片上见股骨头塌陷，骨扫描及MRI检查呈阳性，髋臼无改变。根据股骨头受累的位置，病变细分为内侧、中央及外侧。如股骨头受累<15%;股骨头受累15%～30%；股骨头受累>30%。④Ⅲ期：新月征，根据股骨头受累位置，病变可细分为内侧、中央及外侧。新月征5%或股骨头塌陷<2mm；新月征15%～30%，股骨头塌陷2～4mm；新月征>30%，股骨头塌陷>4mm。⑤Ⅳ期：X线片显示股骨头变扁，关节间隙变窄和髋臼出现硬化、囊性变及边缘骨赘。⑥Ⅴ期：关节完全毁损。

【治疗】

1. 非手术疗法　病变早期，可采用非手术疗法。停用激素、戒烟酒，4～6个月内避免负重，以后亦应避免激烈活动和持重。理疗、中药治疗等有助于缓解症状。

2. 手术疗法　在股骨头塌陷前的早期患者可考虑股骨头钻孔减压和血管蒂或肌蒂骨瓣移植，但效果均待肯定。对于有部分关节面坏死塌陷的病例，可选择截骨术；对整个股骨头坏死塌陷者可采用髋关节融合术或髋关节置换术。疼痛明显，不能耐受较大手术者，可以选择闭孔神经切断术，以解除症状。症状明显的年轻患者可以行髋关节融合术。

第十章 膝部疾病

第一节 膝分离性骨软骨炎与关节内游离体

一、分离性骨软骨炎

【概述】 分离性骨软骨炎也称干脆性骨软骨炎或剥脱性骨软骨炎，一般认为外伤造成关节面骨折或因多次重复外伤引起局部血运障碍致软骨下骨损伤坏死后，剥脱的骨软骨或软骨碎片与母骨完全分离，形成关节内游离体。本病多见于青少年。多有膝关节创伤史。以膝、肘关节最多。

【诊断】

1. 临床表现　典型表现受累关节疼痛、压痛，上下楼、半蹲位时疼痛加剧，在某一特定位置常有打软腿的现象。并可出现关节活动受限、肿胀、关节积液或交锁等症状。查体：受累关节肿胀、压痛，关节积液征阳性，活动受限。

2. X线表现　可见含骨的碎片及母骨缺损处。晚期可见骨关节炎改变。

【治疗】 关节内有游离体时，手术摘除。母骨缺损处可用克氏针钻数个孔以刺激软骨生长，3个月后负重。碎片尚未游离时，采用石膏固定及对症治疗。

二、关节内游离体

【概述】 膝关节内游离体是膝关节内可以移动的骨性或软骨性组织，可引起疼痛、交锁等一系列临床症状。游离体的来源包括：滑膜软骨瘤病、关节软骨磨损剥脱的软骨（如分离性骨软骨炎及骨软骨炎）、关节软骨骨折脱落形成、半月板破裂后脱落的半月板组织和脱落的骨赘。关节内游离体的存在可诱发或加速骨软骨炎的发展。

【诊断】

1. 临床表现　本病多见于中老年。常在某一特定位置出现关节活动受限或交锁现象，如合并骨关节炎则受累关节疼痛、肿胀和关节积液。大多数患者无明显临床症状，少数患者查体时可发现关节活动时的顿挫感，可于主动屈伸膝关节时出现关节交锁。

2. X线表现　不伴随钙化的软骨性游离体在X线片上常不显影，骨性游离体可表现为关节腔内边缘光滑的高密度影，常存在于股骨后方关节间隙内，变换关节姿势后复查X线片发现高密度影位置改变有助于明确诊断。有时需与籽骨及滑膜软骨瘤鉴别。籽骨位于关节腔外，位置不会改变。滑膜软骨瘤病形成的关节内外高密度影常为多发或体积较大，单纯关节内游离体数量一般不超过1～2个。

【治疗】 无症状的关节内游离体、关节活动受限不严重或交锁不频繁的患者可观察随访。关节活动明显受限、频发关节交锁时可手术治疗。尽量利用关节镜取出游离体，避免切开手术导致术后粘连，从而影响关节功能。因创伤、分离性骨软骨炎或滑膜软骨瘤病产生的游离体，应根据原发病情况决定是否手术和手术方式。

第二节　色素绒毛结节性滑膜炎

【概述】 本病是一种滑膜增生性病变，伴棕黄色色素沉着、绒毛和结节形成。本病也可发生于滑囊和腱鞘，分别称为色素沉着绒毛结节性滑囊炎和局限性结节性腱鞘炎，后者也称腱鞘巨细胞瘤。

【诊断】

1. 临床表现　好发于青壮年。单关节起病，膝关节多见。有局限性和弥漫性二种。局限性往往有蒂，称为局限性结节性滑膜炎；弥漫性，起病缓慢，称弥漫性色素沉着绒毛结节性滑膜炎。起病缓慢，患部有疼痛、肿胀、关节积液、滑膜增厚、关节功能障碍甚至关节强直，可触及结节性肿块。穿刺见有棕红色液体，放出液体后积液迅速复现。查体：受累关节局部肿胀、压痛、关节积液，活动受限，晚期关节功能障碍甚至关节强直，可触及结节性肿块。

2. 检查

(1) X线表现：X线平片可见软组织肿胀，结节状软组织阴影，关节间隙正常或稍窄，骨质正常或有表浅的骨质破坏，偶见骨质增生。

(2) 关节空气造影：可显示有大小不等的结节。

(3) 关节镜检：可见绒毛和滑膜上点状紫癜，局限型可见蒂部。

(4) 病理学检查：滑膜面有结节状突起，质地较软。切面呈实质性或囊性。镜下见绒毛表面覆盖不规则的单层或复层滑膜细胞，间质丰富，内有许多小血管、淋巴管及成纤维细胞。

【治疗】 对局限型，可将病灶及其周围一部分滑膜切除，但常有复发倾向。对弥漫型，往往需辅以小剂量放射治疗。有骨质破坏者，可行刮除术、刮除植骨术。关节面破坏严重者可行关节融合术或关节置换术。

第三节 Baker囊肿

【概述】 本病为发生于腘窝的囊性肿物，内为胶冻状液体。有两种情况：囊壁为纤维组织与腱鞘相连者实为腱鞘囊肿。囊壁为滑膜组织，与关节相通者实为关节疝，后者多见。现多认为此为膝关节骨关节炎或其他滑膜炎的合并表现。

【诊断】 除腘窝有一囊肿外，多伴有膝关节症状。肿物有一定张力，在伸膝时较明显，屈膝时不易触摸。

【治疗】 使膝关节得到真正充分休息，囊肿可缩小。囊肿穿刺抽吸后注入类固醇激素有一定疗效。保守治疗无效者可行手术切除，但术后易复发。术中注意避免损伤周围神经血管组织，对于腱鞘来源的囊肿应尽量切除全部囊壁，对于关节疝应封闭囊肿通向关节腔的蒂部。

第四节 膝滑膜软骨瘤病

【概述】 多认为是滑膜化生性软骨，并非真正肿瘤。病因未明。

【诊断】

1. 临床表现 青中年多见。膝关节好发，其次是髋、肩、肘、踝等关节，发生于指间关节者罕见。病程较长，主要是间歇性疼痛，或伴有功能障碍，关节轻度肿胀，活动时有各种不同声响，可有少量关节积液，或可触及肿块、游离体。

2. X线检查 见关节内有大量数目不等的软骨体且有钙化、骨化现象。

3. 病理学检查 大体见软骨体质硬，似玻璃，大小数目不等，呈圆形、椭圆及不规则圆形。镜下见滑膜结缔组织及软骨化生。有时可见成片的成纤维细胞肿大向软骨细胞过渡，开始形成软骨。

【治疗】 切除病变滑膜，清除关节内游离软骨体。滑膜切除应力求彻底，否则残留滑膜仍有可能再次形成化生性软骨体。偶见滑膜软骨瘤病恶变为软骨肉瘤者。

第五节 髌骨软化症

【概述】 也称髌骨软骨软化症。是指髌骨由于外伤或劳损致使软骨面被磨损，出现局限性软化、纤维化、龟裂、软骨缺损、骨质裸露，碎裂软骨脱落形成关节游离体而引起膝关节慢性疼痛的疾病。

【诊断】

1. 临床表现 多数年轻发病，早期症状为上下楼出现膝关节疼痛，打软腿，以半蹲位发力和下楼梯时最明显。髌骨关节面有压痛。患膝伸屈时，髌骨下发出摩擦音。抗阻力伸膝时，疼痛加重。有时浮髌试验阳性，股四头肌轻度萎缩，关节活动多不受限。查体：膝前轻微肿胀、压痛，抗阻力伸膝疼痛，髌骨研磨试验阳性（髌股关节面有粗糙感、摩擦声和疼痛）。

2. X线表现 晚期可见髌骨关节面硬化、软骨下骨质囊性变，边缘部出现骨质增生，髌股关节间隙变窄等改变。

【治疗】

1. 一般疗法 避免半蹲位工作或负重，早期可选用非甾体消炎镇痛药。局部糖皮质激素注射有效，但不超过3次，每次间隔一周以上。另外，有规律地进行股四头肌锻炼、理疗、中药外敷能减轻症状。

2. 手术治疗 病变局限者，可行关节镜下软骨缺损处钻孔术，以刺激纤维软骨再生；对髌骨外侧半脱位或脱位者行外侧支持带松解术，症状严重且经其他疗法无效者，可行髌骨摘除术。术后早期进行功能锻炼。

第六节 膝部韧带及半月板损伤

一、内侧副韧带损伤

【诊断】

1. 有明确的小腿外翻受伤史。

2. 患膝肿胀、疼痛、可见皮下瘀斑、重者患肢不能负重，行走时关节不稳定。查体膝内侧压痛明显，内侧副韧带断裂合并内侧半月板损伤时可出现膝关节交锁，内侧应力试验阳性。偶有合并腓总神经损伤。

3. 膝关节外侧加压下，X线正位片见内侧关节间隙张开对内侧副韧带损伤诊断意义重大。

4. MRI对判断膝部软组织、韧带损伤的诊断等较X线有价值。T2像可见灰色韧带影中断，出现高密度白色水肿影，说明韧带损伤或断裂。

【治疗】

1. 非手术治疗　部分撕裂损伤，关节轻度不稳定者可用弹力绷带包扎或石膏固定于功能位4～6周，固定后即开始作股四头肌收缩活动，解除绷带或石膏后进行膝关节屈伸功能锻炼。

2. 手术治疗　对韧带断裂及破坏的关节囊进行修补，半月板撕裂可同时切除，腓骨小头骨折应注意维持骨片与韧带的联系，将骨片复位固定。无条件修补可作韧带重建术。如合并有腓神经损伤需进行探查。

3. 中后期患膝仍疼痛者可作局部注射封闭。

二、外侧副韧带损伤

【诊断】

1. 有明确的小腿内翻受伤史。

2. 患膝肿胀、疼痛、可见皮下瘀斑、重者患肢不能负重，行走时关节不稳定。查体膝外侧压痛明显，外侧应力试验阳性。

3. 膝关节内侧加压下，X线正位片见外侧关节间隙张开对外侧副韧带损伤诊断意义重大。

4. MRI对判断膝部软组织、韧带损伤的诊断等较X线有价值。T2像可见灰色韧带影中断，出现高密度白色水肿影，说明韧带损伤或断裂。

【治疗】

1. 非手术治疗　部分撕裂损伤，关节轻度不稳定者可用弹力绷带包扎或石膏固定于功能位4～6周，固定后即开始作股四头肌收缩活动，解除绷带或石膏后进行膝关节屈伸功能锻炼。

2. 手术治疗　对韧带断裂及破坏的关节囊进行修补，半月板撕裂可同时切除。无条件修补可行韧带重建术。

3. 中后期患膝仍疼痛者可作局部注射封闭。

三、前交叉韧带损伤

【诊断】

1. 详细询问病史有助诊断，多为急性损伤。

2. 伤后关节有错动感和撕裂感，局部疼痛肿胀，膝关节无力不稳。

3. 检查膝部有压痛，自主活动障碍，关节腔穿刺可抽出积血，前抽屉试验阳性。

4. 屈膝90°向前侧牵拉胫骨近端，X线侧位摄片并与健侧对比有助于诊断。

5. MRI T2像可见灰色韧带影中断，出现高密度白色水肿影，说明韧带损伤或断裂。

6. 膝关节镜检查可确定韧带损伤。

【治疗】

1. 非手术治疗 单纯前交叉韧带断裂或不全断裂，可先用长腿石膏固定患膝于屈曲30°位，固定6周左右。石膏固定早期即开始股四头肌训练。

2. 手术治疗 多数的前十字韧带损伤的修复重建手术可以在关节镜下完成。

（1）新鲜损伤：主要适于：①前十字韧带断裂合并内侧韧带损伤，后十字韧带断裂或外侧韧带损伤；膝关节前外侧或前内侧旋转明显不稳，或出现内、外翻异常活动时。②胫骨止点撕脱骨折者，闭合不能复位者。③伴有内侧半月板破裂者应手术探查。具体修复方法据断裂部位不同而异，包括股骨髁附着点撕脱修复、胫骨附着点撕脱修复、韧带实质断裂修复以及胫骨髁间隆凸部撕脱骨折修复等。术后长腿石膏固定膝关节于屈曲20°～30°位，练习股四头肌收缩。撕脱骨折缝合者固定4周，止点撕脱及中部断裂者，固定6～8周，拆除后练习膝关节活动。

（2）陈旧性前交叉韧带损伤的治疗：对年龄较大，症状不严重，股四头肌萎缩，有膝关节骨关节炎表现者，宜行保守治疗；而对年岁轻，症状较严重，无骨关节炎表现者，可行修复或重建手术治疗。修复手术根据膝关节不稳定情况，可选用以下手术：鹅足成形术、髌韧带部分移位术以及重建手术等。

四、后交叉韧带损伤

【诊断】

1. 详细询问病史有助诊断，多为急性损伤。

2. 伤后关节有错动感和撕裂感，局部疼痛肿胀，膝关节无力不稳。

3. 检查膝部有压痛，自主活动障碍，关节腔穿刺可抽出积血，后抽屉试验阳性。

4. 屈膝90°向背侧推胫骨近端，X线侧位摄片并与健侧对比有助于诊断。

5. MRI T2像可见灰色韧带影中断，出现高密度白色水肿影，说明韧带损伤或断裂。

6. 膝关节镜检查可确定韧带损伤。

【治疗】

1. 对于不全断裂损伤，可作前后石膏夹板固定于功能位4～6周。早期在固定下作股四头肌收缩锻炼。

2. 韧带完全断裂合并以下情况，应考虑手术：①胫骨平台后缘骨折明显移位；②陈旧性断裂；③关节稳定性极差；④合并内外侧副韧带损伤者。

3. 严重断裂无法修复的可于关节镜下行韧带重建术，韧带部分可用自体髌腱、半腱肌腱或人工肌腱替代，韧带止点重建可选用挤压螺钉、锚钉或骨块。术后石膏固定 6～8 周，逐步功能锻炼。不宜过早负重。

五、半月板损伤

【诊断】

1. 关节局部肿胀，多呈弥漫性，病程长者常显示股四头肌萎缩，关节内侧或外侧处疼痛，活动及行走时加剧。

2. 关节交锁征，即关节伸屈活动过程中，在突然出现剧痛的同时，关节固定于某一个体位上，犹如被锁住一样，不敢继续活动或变动体位。此症状多见于半月板损伤者外，亦可见于膝关节内游离体。

3. 压痛，见于关节间隙处，内侧半月板前角撕裂痛点位于内侧间隙前方，外侧前角撕裂则位于外侧膝眼处，后角损伤在腘窝部有压痛，屈曲位时明显。而半月板体部损伤则压痛多不明显。

4. 膝关节活动受限。

5. 碾磨试验阳性，McMurry 试验阳性，过伸试验阳性，重力试验阳性等有助于诊断，但不是绝对确诊的依据。

6. X 线平片可排除膝关节骨质病变及关节内骨性游离体。关节造影阳性率一般在 90%左右，MRI 不仅可早期确定关节软组织、韧带损伤，而且是唯一可确定关节内半月板损伤的无创性检查方法。

7. 关节镜检查不但有利于半月板损伤的诊断，还可同时进行治疗。

【治疗】 原则为尽量以姑息、无创方法治疗半月板损伤，尽量保留半月板。

1. 急性期以治疗创伤后所致的急性滑膜炎为主，主要措施包括：制动、股四头肌锻炼、穿刺抽液等，有交锁征时，应手术治疗。

2. 慢性期

(1) 轻者以非手术疗法为主，包括使用护膝、股四头肌锻炼及理疗等，大多可自行愈合。

(2) 有交锁症状者，多系半月板受损所致，可通过关节镜将部分半月板切除。

症状持续影响生活者，可通过关节镜将破裂的半月板部分或全部切除，并注意术后股四头肌的功能锻炼。

(3) 盘状半月板合并破裂者，治疗原则与一般半月板破裂相似，以局部切除为主，一般不宜将半月板全部切除。

六、半月板囊肿

【概述】 半月板囊肿多发生于半月板水平撕裂的基础上，以外侧者多见。

【诊断】 一般根据临床症状如局部肿胀，有持续性疼痛。膝关节间隙处可摸到肿块，屈膝时较突出，伸膝后消失或变小。

【治疗】 切除有囊肿的整个半月板。术后处理及效果同半月板损伤。

七、盘状半月板

【概述】 盘状半月板是半月软骨发育异常所致，易于受损。多在青少年时期出现症状。

【诊断】 膝关节伸屈活动过程中有引人注目的弹响及跳动，并伴有疼痛，膝关节伸直往往较健侧受限。损伤多为水平撕裂或其胫骨面的磨损，膝关节镜及膝关节造影有助诊断。

【治疗】 若存在盘状软骨撕裂或影响功能者，应行手术切除或行关节镜下切除。术后处理及效果同半月板损伤。

八、膝关节创伤性滑膜炎

【概述】 创伤本身引起关节滑膜反应，出现一系列症状者称为创伤性滑膜炎。

【诊断】

1. 有外伤史，多需详细询问方可获得较为完整的病史。

2. 临床表现常为局部症状，局部有疼痛及膝关节活动受限。

3. 膝关节弥漫性肿胀，且较一般膝关节损伤轻，关节内积液较多时可见关节间隙皮肤隆起，触之有囊样感，浮髌试验阳性。

4. 关节穿刺可抽出浆液性渗出物，多为非血性。

5. 关节镜检显示滑膜病变有助于明确诊断。

【治疗】

1. 局部要用弹性绷带或石膏托固定2～3周，以使受损的关节滑膜得到充分休息，利于创伤修复。

2. 对关节明显肿胀者，可在严格无菌操作下穿刺抽液，既可达到减压目的，又可明确诊断及指导进一步治疗。

3. 相对制动的同时，应根据患者的实际情况实施相应的肌肉锻炼。

4. 酌情使用止痛剂，中草药外敷及中医理疗可获得较为满意的疗效。

第十一章 踝足部疾病

第一节 跟 痛 症

【概述】 跟痛症是指由多种慢性疾患所致跟骨跖面的疼痛。

【诊断】

1. 临床表现 多发于40～60岁中老年人。晨起或休息后走路时足跟痛，稍后缓解，行走时间长时再出现疼痛。查体：检查可触及跟痛症的压痛点。若因脂肪垫萎缩引起，压痛点在足跟负重区偏内侧，有时可触及皮下的脂肪纤维块；若因跖筋膜炎引起，则压痛点局限于跟骨大结节的跖筋膜；若因足跟滑囊炎引起，则压痛点局限于足跟内侧结节下，此种情况局部无红肿。

2. X线 有时可见跟骨刺，但与临床表现大多无明显相关。

【治疗】

1. 多用保守疗法，如减少足跟负重和站立、行走；定制足弓鞋垫等；局部热敷、理疗或局部封闭疗法。

2. 若保守治疗无效，可考虑手术治疗，方法有：跖筋膜剥离术、滑囊切除术、跟骨钻孔术及神经切断术等。

第二节 平 足 症

【概述】 平足症是指足弓扁平（足着地时内侧纵足弓消失），弹性消失而有症状者。

【诊断】

1. 临床表现 足部骨骼可有结构畸形。韧带松弛、肌肉乏力或瘫痪。可继发创伤性关节炎、下肢肌肉酸痛等。查体：检查时可见足纵弓低平，足印腰部增宽，并可有足外翻、足舟骨结节塌陷向内突出。若为痉挛性平足，则可有腓骨长肌、腓骨短肌痉挛，足固定在外翻、外展，有时背屈的位置。

2. X线 可见跗骨融合，最常见为跟舟融合。

【治疗】

1. 早期可采用体疗，如足趾行走、屈趾运动等，并使用平足鞋垫或平足矫形鞋，对于痉挛性平足患者，则可在麻醉下，手法扳正后石膏固定于内翻内收位，3个月后改穿平足矫形鞋。

2. 晚期患者或先天性跟骨舟骨骨桥，可采用手术治疗，如距骨下三关节融合术、骨桥切除术以及肌腱移位术等。

第三节 糖尿病足

【概述】 糖尿病足是指由于糖尿病性血管或神经末梢病变导致的肢端缺血性改变。

【诊断】

1. 临床表现 长期糖尿病病史，血糖常不稳定。早期表现为患足皮温低、感觉麻木，呈典型的袜套样分布。因痛觉减弱、对创伤刺激缺乏敏感性以及高血糖导致皮肤伤口愈合障碍，患足常易出现皮肤病损。逐渐发展为感觉丧失，迁延不愈的皮肤溃疡或局部坏死。查体：患足呈袜套样皮肤感觉减弱或消失，肢端血运差或可见明确的坏疽。

2. 检查 即使在应用降糖药的情况下，血糖常较高。因糖尿病足的血管病变为末梢性，因此不一定有大血管病变存在。

【治疗】

1. 控制血糖是治疗的关键。加强患足护理可避免出现或加重皮肤病损，可应用药物改善局部微循环，但效果不确定。

2. 对于明确为足坏疽的患者，待坏疽平面稳定后或坏疽导致全身毒性反应无法经内科支持治疗改善时，可行截肢术，注意正确选择截肢平面，以保证伤口愈合。

第三篇　脊柱外科

第十二章 颈椎疾病

第一节 自发性寰枢椎脱位

【诊断】

1. 典型表现

(1) 好发于青少年，常有颈部、口腔感染史或外伤史。

(2) 常表现为颈部外伤后颈部不稳感，颈部僵硬，颈活动受限，常有强迫姿势。

(3) 寰枢椎脱位，造成椎动脉牵拉、挤压致脑基底动脉供血不足，可出现眩晕、恶心、呕吐、视力障碍等症状。极少数出现脊髓神经压迫症状。

2. 查体　颈部肌肉痉挛、局部压痛、活动受限。

3. 检查　X线、CT及MRI检查：侧位片显示寰齿间距加大（寰椎前弓后缘与齿状突前缘之间距离，正常为3mm），开口位片齿状突与侧块间距不对称。CT及MRI检查可了解颈髓受压程度。

诊断步骤

1. 初步诊断　口腔部感染或外伤后出现的颈部不适或疼痛，查体见颈部肌肉痉挛，局部压痛，活动受限。

2. 确定诊断　初步诊断证据伴典型X线、CT及MRI表现。

【治疗】手法复位或牵引复位。对严重失稳或复位失败者，必要时可行后路减压寰枢椎融合术。

第二节 颈 椎 病

【概述】颈椎椎间盘组织退行性改变及其继发病理改变累及周围组织结构（神经根、脊髓、椎动脉、交感神经等），并出现相应临床表现者为颈椎病。

【分类】根据不同组织结构受累而出现的不同临床表现，将颈椎病分为神经根型、脊髓型、椎动脉型、交感型、食道压迫型及混合型。

【诊断】

1. 诊断原则 ①临床表现与影像学所见符合，可以确诊；②具有典型颈椎病临床表现，而影像学所见正常者，应注意除外其他疾患后方可诊断颈椎病；③仅有影像学异常，而无颈椎病临床症状者，不应诊断为颈椎病。

2. 各型颈椎病诊断原则 除上述原则外，各型颈椎病的诊断依据分别为：

（1）神经根型：具有典型的根性症状（麻木、疼痛），且范围与颈脊神经所支配的区域相一致；影像学所见与临床表现相符合；痛点封闭无显效（诊断明确者可不做此试验）；除外颈椎外病变（胸廓出口综合征、网球肘、腕管综合征、肘管综合征、肩周炎、肱二头肌腱鞘炎等）所致以上肢疼痛为主的疾患。

（2）脊髓型：临床上出现颈脊髓损害的表现；X线片显示椎体后缘骨质增生、椎管狭窄；影像学证实存在脊髓压迫；除外肌萎缩性脊髓侧索硬化症、脊髓肿瘤、脊髓损伤、继发性粘连性蛛网膜炎、多发性末梢神经炎。

（3）椎动脉型：曾有猝倒发作、并伴有颈型眩晕；旋颈试验阳性；X线片显示节段性不稳定或钩椎关节骨质增生；多伴有交感症状；除外眼源性、耳源性眩晕；除外颈动脉口段（进入颈、横突孔以前的椎动脉段）受压所引起的基底动脉供血不足；手术前需行椎动脉造影或数字减影椎动脉造影（DSA）。

（4）交感神经型：临床表现为头晕、眼花、耳鸣、手麻、心动过速、心前区疼痛等一系列症状，X线片显示失稳或退行性改变，椎动脉造影阴性。

（5）食管压迫型：颈椎椎体前鸟嘴样增生压迫食管引起吞咽困难（经食管钡剂检查证实）等。

（6）混合型：可根据上述各型诊断要点进行。

【鉴别诊断】 鉴别诊断需要注意以下问题：

急性颈椎间盘突出症、发育性颈椎管狭窄症、颈椎后纵韧带骨化症，应与颈椎病区分而列为独立的临床疾病。

急性颈椎间盘突出症是指有轻重不等的颈部外伤史，影像学检查证实有椎间盘破裂或突出而无颈椎骨折或脱位，并有相应临床症状者。

椎管中矢状径与椎体中矢状径的比值≤0.75为发育性颈椎管狭窄，出现相应的脊髓受累症状者为发育性颈椎管狭窄症。发育性颈椎管狭窄可能是颈椎病的发病基础。在确立诊断时椎管狭窄及椎间关节退行性改变这两个因素都应予以注意。当影像学检查证实有椎间盘退变性改变存在时，应同时列出“颈椎病”的诊断。

颈椎不稳症是颈椎椎间关节减退过程中的一种病理现象，是椎间盘退行性改变的继发改变，也是颈椎病的范畴。

【治疗】 手术治疗

（1）手术适应证：颈椎病手术比较复杂，有一定风险，因此手术指征应严格掌握；颈椎病手术治疗主要达到减压与重建稳定的目的，对于脊髓本身不可逆转的病变无治疗意义；在选择手术治疗时应考虑患者的职业、年龄、患者机体状况对手术的耐受性，以及患者对手术的态度；颈椎病的病理机制及临床表现比较复杂，应根据不同的病情选择适当的手术方式。各型的手术适应证分别如下：

1）神经根型：原则上采取非手术治疗。手术适应证：正规而系统的非手术治疗3～6个月以上无效，或非手术治疗虽然有效但反复发作，而且症状比较严重，影响正常生活或工作者；由于神经根病变导致所支配的肌肉进行性萎缩者；有明显的神经根刺激症状、急性剧烈疼痛、影响睡眠与正常生活者。

2）脊髓型：原则上脊髓型颈椎病一经确诊、又无手术禁忌证，应手术治疗。对于椎管较宽而症状较轻者，可以采取适宜的非手术治疗，并定期随诊，无效或加重则手术治疗。

3）椎动脉型：具有下列情况者可考虑手术：颈性眩晕有猝倒史，经非手术治疗无效者；颈选择性椎动脉造影或DSA证实者。

4）交感神经型：症状严重影响患者生活，经非手术治疗无效且证实为节段性不稳或椎间盘膨出者可考虑手术。

5）食管压迫型：如因骨赘压迫或刺激食管引起吞咽困难，经非手术疗法无效者，应将骨赘切除。

（2）手术方式：目前颈椎病的手术治疗主要是前路、后路两大类术式。

前路手术的目的是：①彻底减压；②稳定颈椎。其手术指征为：①无椎管狭窄的各型脊髓型颈椎病；②其他各型颈椎病经系统非手术治疗后疗效不巩固或无效者（含节段性不稳定）。手术方式主要是椎间盘切除加椎体间植骨，另外还有椎体次全切除加相邻椎间盘切除加大块植骨。手术切除范围可根据：①神经根损害的节段；②X线片显示的退行性改变及不稳定节段；③脊髓造影有梗阻的节段；④CTM、MRI显示有椎间盘突出的节段来决定。植骨方式很多，可根据具体情况选择。

后路手术的目的是扩大椎管、解除脊髓后方的压迫，同时尽可能减少颈椎后部结构的损伤。后路手术的范围应根据：①椎管中矢状径与椎体中矢状径的比值＜0.75的节段；②神经系统损害节段；③脊髓前后方受压的节段；④CT、CTM、MRI所示脊髓受压的节段来确定。

第三节　急性颈椎间盘突出症

【概述】 指因急性外伤后出现脊髓、神经根等结构受累的临床表现，经影像学检查证实有椎间盘破裂或突出，而无颈椎骨折、脱位。

【诊断】

1. 典型表现

（1）有明显的头颈部外伤史。

（2）急性起病，起病前无症状，受伤后出现神经根、脊髓受压的临床表现，如损伤平面以下出现完全或不全截瘫。

2. 查体　颈部僵直，活动受限。棘突间、棘突旁可有压痛；如有神经根、脊髓受压，则出现损伤平面以下的感觉、运动功能障碍。

3. 检查

（1）X线平片：可排除颈椎骨病变。常见颈椎前凸消失或后凸畸形，病变部位椎间隙可前后等宽或前窄后宽。

（2）CT、MRI：病变部位椎体后缘可见软组织阴影突入椎管，压迫神经根或脊髓。MRI对软组织显影清晰，可显示突出的椎间盘对硬膜囊、神经根压迫部位与范围，并显示脊髓是否变性。

诊断步骤

1. 初步诊断　急性外伤后出现神经根、脊髓受压的临床表现。

2. 确定诊断　初步诊断证据伴典型X线、CT、MRI表现。

【治疗】 患者应马上作颈椎牵引、激素等治疗。如造成脊髓压迫者，应尽早行前方减压，摘除突出的椎间盘，并行植骨融合术。

第四节　颈椎管狭窄症

【概述】 在发育性颈椎管狭窄基础上，继发退行性改变、创伤或其他累及颈椎管周壁结构的伤病产生的骨性或纤维性增生，造成一个或多个颈椎平面管腔的狭窄，导致脊髓压迫而出现的相关临床表现，称为颈椎管狭窄症。

【诊断】

1. 典型表现

（1）多为中老年发病，起病缓慢，病程较长。

（2）无明显诱因逐渐出现四肢麻木、无力，步态不稳，落地有踩棉花感，躯干部有束带感。

2. 查体　表现为四肢生理反射亢进，病理反射（+），肌张力增强，肌无力。

3. 检查

（1）X线诊断

1）侧位X线平片测量法：标准的颈椎侧位片可以清晰的显示椎管矢状径的前后界限。椎体后缘出现双边，关节突出现双突，说明投照位置偏左或偏右，影响矢状径测量的准确性。侧位平片用来测量椎管中矢状径。一般而言，测量径线的起始点起自椎体后缘中点至两侧椎板接合部最近一点的连线为其中矢状径。这一径线不受椎体后缘骨刺大小的影响，也称其为发育径。这种测量法并以直接测量值代表椎管中矢状径，易受投照条件的影响，并与身高因素有一定关系，用于临床诊断不够方便。

2）比值法：测量椎体中矢状径a及椎管中矢状径b，用b/a表达椎管中矢状径大小，可以避免上述因素的影响。比值法简便易行，影响因素较少，中国人的诊断标准可定为0.75，多数人最狭小中矢状径为C4节段。

（2）脊髓造影显示椎管完全或不完全梗阻。

（3）CT常提示骨性椎管管道变小；MRI则表现为蛛网膜下腔的消失，脊髓受压变形及髓内改变。

诊断步骤

1. 初步诊断　中老年缓慢起病的四肢麻木、无力，步态不稳，落地有踏棉花感，躯干部有束带感。查体有四肢生理反射亢进，病理反射（+），肌张力增强，肌无力。

2. 确定诊断　初步诊断证据伴典型X线表现，CT常提示骨性椎管管道变小；MRI则表现为蛛网膜下腔的消失，脊髓受压变形及髓内改变；脊髓造影显示椎管完全或不完全梗阻。

【治疗】

1. 非手术疗法　颈围固定、理疗、功能锻炼等，以及非甾体消炎镇痛药，营养神经药物有一定帮助。不宜做推拿、旋颈等的按摩。

2. 手术疗法　一旦出现脊髓受压，应尽早作后路单开门或双开门椎管成形术。若单节段狭窄可作前路椎体次全切除减压术。

第五节　颈椎失稳症

【概述】颈椎失稳症是指由于椎骨、椎旁韧带和肌肉等组织的生理功能失调引起节段性椎体的松动与位移，并由此引起疼痛、潜在颈椎进行性畸形以及神经组织受压迫损伤等危险的疾病症候群。

【诊断】

1. 典型表现

（1）多发生在长期伏案工作、高枕睡眠或有颈椎外伤史的成年人。

(2) 颈部酸胀不适、僵硬感、活动不便，休息后减轻，持续活动时加重；在过屈或过伸时可有神经根或脊髓刺激、压迫症状。

2. 查体　阳性体征少，颈项肌僵硬、痉挛；严重时可出现头颈姿势异常。

3. 影像学检查　除常规颈椎正侧及斜位片外，拍过伸及过屈动力性侧位片，当相邻椎体间相对位移超过3.5mm时应高度怀疑本病。CT扫描和MRI对于鉴别诊断有一定帮助。

诊断步骤

1. 初步诊断　颈部酸胀不适，过屈或过伸时可有神经根或脊髓刺激、压迫症状者。

2. 确定诊断　初步诊断证据伴典型过伸及过屈动力性侧位X线表现，CT扫描和MRI除外其他疾病者。

【治疗】

1. 非手术治疗

(1) 针对引起颈椎不稳病因，首先处理原发病。

(2) 颈椎制动、休息、颈围保护、颈肌锻炼、理疗等有一定疗效。不当推拿按摩可加重症状。

2. 手术治疗　因颈椎不稳引起神经、脊髓压迫症状者，尽早作椎体间植骨融合术。

第六节　颈椎小关节创伤性关节炎

【概述】一般认为，因颈椎退行性改变累及后方小关节的部分或全部、呈现创伤性关节炎反应，并产生一系列临床症状者，称为颈椎创伤性关节突关节炎。

【诊断】

1. 典型表现

(1) 有颈部外伤史。

(2) 主要表现为慢性颈痛，活动可诱发或加强；可伴有前额痛、偏头痛或肩痛，早期可有神经根受刺激表现，晚期可压迫神经根。

2. 查体　颈项肌肉紧张，僵硬，颈部小关节处可有固定压痛点。

3. 检查

(1) X线、CT征象：X线片显示小关节间隙狭窄，小关节呈增生肥大改变；CT扫描可发现小关节边缘骨刺形成，间隙变窄，关节突软骨下骨硬化等。

（2）小关节封闭是诊断该病最重要方法，即在透视下行小关节局部激素注射可使症状缓解。

诊断步骤

1. 初步诊断　慢性颈痛，活动可诱发或加强。查体示颈项肌肉紧张，僵硬，颈部小关节处可有固定压痛点。

2. 确定诊断　初步诊断证据伴典型X线、CT征象，经小关节激素注射症状消失者。

【治疗】

1. 非手术治疗　急性期以休息、热疗及镇痛为主，急性期后可适当进行体疗及康复治疗，促进康复；神经阻滞或小关节激素注射既是有效的诊断手段，同时也是一种疗效颇佳的治疗方法。

2. 手术治疗　若发现小关节增生，骨赘压迫神经根而产生根性症状者可行颈后路小关节减压术。若无骨性压迫而神经阻滞试验（+），疼痛反复发作者可行脊神经后内侧支切断术。

第七节　后纵韧带骨化症

【概述】 后纵韧带骨化症（OPLL）是指不同原因引起的后纵韧带钙化、骨化从而压迫脊髓和神经，产生肢体的感觉和运动障碍及内脏自主神经功能紊乱的疾患。

【诊断】

1. 典型表现

（1）为颈椎后纵韧带钙化而引起临床症状。好发于50～60岁的老年。在东亚地区较多，尤其在日本、中国发病率较高。

（2）发病缓慢，可于外伤后加剧后初显症状。初起时感颈部疼痛或不适，当脊髓前方受刺激和受压时则可出现锥体束征，如四肢肢体感觉及运动障碍、肌张力增高、肌力减退、肌萎缩、四肢反射异常、病理反射阳性。表现为行走困难、跛行。

2. 查体　四肢肢体感觉及运动障碍、肌张力增高，肌力减退，肌萎缩，四肢反射异常，病理反射阳性。

3. 检查

（1）X线：可分为孤立型：即单个椎节条状骨化阴影；间断型：两个椎节发生的相互之间无连续的骨化影；连续型：超过两个椎节以上相互连续的条状骨化影；混合型等。

(2) CT：可见骨化块向后压迫硬膜囊及神经根。

(3) MRI：可更进一步显示脊髓受压后有无变性。

(4) 脊髓造影可见椎管部分或完全梗阻。

诊断步骤

1. 初步诊断 缓慢出现的脊髓前方受刺激和受压征，如行走困难、跛行等，查体见四肢肢体感觉及运动障碍，肌张力增高，肌力减退，肌萎缩，四肢反射异常，病理反射阳性。

2. 确定诊断 初步诊断证据伴典型X线、CT 、MRI表现。

【治疗】 后纵韧带骨化症的治疗包括保守治疗和手术治疗。

1. 非手术治疗 对于症状轻微，或症状明显但经休息后能得到缓解者，以及年龄较大有器质性疾病者，均可采用非手术疗法。常用的有持续头颅牵引、卧床休息、颈托固定、理疗和药物治疗等。由于后纵韧带的骨化块既可以对脊髓产生直接持续的压迫，又可以在颈部活动时对脊髓产生摩擦，采用保守疗法将颈部固定后可以消除摩擦引起的刺激，取得的疗效往往较预期的为好。对于颈椎的间歇性牵引法与推拿疗法，应慎重选用。药物疗法有注射消炎止痛、神经营养药物等。对颈椎后纵韧带骨化患者应首先采取保守治疗，若经过一段时间的保守疗法仍无效时考虑手术治疗。

2. 手术治疗

(1) 手术适应证

1) 症状严重，骨化明显，椎管矢状径小于12mm。

2) 症状和体征进行性加重，保守治疗无效者。

3) 影像上骨化明显，此时颈椎管已极度狭窄，轻微外伤即可引起脊髓损伤，主张积极手术。

(2) 手术方式：颈椎后纵韧带骨化症的手术可选择前路和后路两种术式，目的是解除骨化的后纵韧带对脊髓的压迫，扩大椎管。

颈前路减压手术适应证：①C3以下节段性后纵韧带骨化，骨化灶厚度小于5mm，椎管狭窄率小于45%，前路手术较安全；②对于3个或3个以下节段的后纵韧带骨化灶，前路减压加植骨融合为首选。

颈后路减压手术适应证：①4个或4个以上节段的连续型或混合型后纵韧带骨化症；②后纵韧带骨化灶累及C1、C2者；③后纵韧带骨化灶累及颈胸段至C7以下椎节者；④后纵韧带骨化灶伴发急性颈脊髓损伤，需作广泛多节段椎板切除减压者。包括椎板切除减压和椎管成形术两类。椎板切除术中又有半侧椎板切除术和全椎板切除术；椎管成形术有单侧开门和双侧开门术等。

第十三章　胸椎椎管狭窄症

【概述】 胸椎椎管狭窄症（Thoracic stenosis）系指由于发育或退变因素导致胸椎管矢状径或椎管横截面容积变小，导致脊髓或神经根受压，并出现相应的症状体征。本病多发生于50岁以上的中老年患者，以下胸椎为主，其次为上胸椎。

【临床表现】 逐渐出现的双下肢麻木无力，行走困难及大小便功能障碍是本病的主要临床症状。可有胸背部疼痛、踩棉花感及胸腹部束带感。也可出现胸神经根受损的症状，表现为胸背部烧灼样或刺激症状，向前及外侧沿肋间神经放射，咳嗽时加重，易误诊为心脏病。少数患者可出现假性腰椎根性综合征，表现为腰腿疼痛，疼痛常为双侧，可放射至臀部及下肢，易误诊为腰椎椎管狭窄症。早期可以仅表现为以下肢无力、发僵为特征的间歇性跛行，应注意与颈椎病鉴别。大多数胸椎椎管狭窄症表现为上运动神经元损害的体征，查体可发现受损部位以下皮肤感觉减退或消失，双下肢肌力不同程度地减弱，肌张力增高，膝、跟腱反射亢进，腹壁反射及提睾反射减弱或消失，病理征阳性，可有髌阵挛或踝阵挛。病变位于下胸椎的患者，由于脊髓腰膨大或圆锥受到压迫，可以表现为广泛下运动神经元性损害，如膝、跟腱反射减弱，肌肉萎缩，肌张力低下，此时很容易误诊为中央型腰椎间盘突出或脊髓自身的疾患。还有少数患者可存在上、下运动神经元同时受损的体征。

【诊断与鉴别诊断】 了解本症临床特点，仔细询问病史及全面、细致的神经系统检查是正确诊断的关键。在确立了脊髓损害的可能部位后，通过影像学检查多可做出正确诊断。

X线检查作为初步筛查可以发现脊柱的退行性改变，包括部分椎体后缘骨赘、增生的关节突、骨化的黄韧带及后纵韧带等，并可排除脊柱肿瘤等其他病变。MRI可清楚地显示压迫脊髓的病因、脊髓受压的程度及脊髓损害情况。由于可以较大范围显示脊柱和脊髓的情况，MRI是目前确定诊断及鉴别诊断最有价值而快捷的方法。但是MRI对于骨性结构的显示尚有不足之处，因此，对确定有胸椎椎管狭窄症拟行手术治疗、需要进一步了解椎管狭窄的更详细情况时，可在MRI检查的基础上，对压迫部位再加做CT平扫。如因受条件限制，也可先行脊髓造影，根据造影所见再确定CT检查的部位。

临床上经常发生胸椎椎管狭窄症与颈椎病、颈椎 OPLL、腰椎椎管狭窄症等并存的情况。由于颈椎病或颈椎 OPLL 压迫脊髓常表现为上肢轻、下肢重的症状特点，很容易掩盖症状轻微的胸椎椎管狭窄症而使其漏诊。在临床上，如果患者下肢上运动神经元损害的表现显著重于上肢，或合并有 DISH、氟骨症、下颈椎 OPLL 等情况时，或颈椎减压术后症状缓解不理想的患者，要检查有无胸椎椎管狭窄症的存在；如果患者表现为较广泛的下运动神经元损害者或上、下运动神经元混合性损害，要检查有无胸腰段椎管狭窄的问题。

【治疗】 胸椎椎管狭窄症以压迫神经根为主时，主要表现为胸背部疼痛，非手术治疗即可。胸椎椎管狭窄症以压迫脊髓的症状和体征为主时，保守治疗一般无效，多数患者病情渐进性加重，因此，一旦确立诊断，应积极行手术治疗。

第十四章　腰椎疾病

第一节　腰椎间盘突出症

【概述】 腰椎间盘突出症是指腰椎间盘退行性改变、纤维环破裂、髓核突出压迫神经根或马尾神经所产生的临床症候群。

【临床表现】

1. 腰痛和一侧下肢放射痛是该病的主要症状。腰痛常发生于腿痛之前，也可两者同时发生；大多有外伤史，也可无明确诱因。疼痛具有以下特点：

放射痛沿坐骨神经传导，直达小腿外侧、足背或足趾。如为 L3、L4 间隙突出，因 L4 神经根受压迫，产生向大腿前方的放射痛。

一切使脑脊液压力增高的动作，如咳嗽、喷嚏和排便等，都可加重腰痛和放射痛。

活动时疼痛加剧，休息后减轻。卧床体位：多数患者采用侧卧位，并屈曲患肢；个别严重病例在各种体位均疼痛，只能屈髋屈膝跪在床上以缓解症状。合并腰椎管狭窄者，常有间歇性跛行。

2. 脊柱侧凸畸形　主要弯曲在下腰部，前屈时更为明显。侧凸的方向取决于突出髓核与神经根的关系：如突出位于神经根的前方，躯干一般向患侧弯。例如，髓核突出位于神经根内前方，脊柱向患侧弯曲，如向健侧的弯曲则疼痛加剧。

3. 脊柱活动受限　髓核突出，压迫神经根，使腰肌呈保护性紧张，可发生于单侧或双侧。由于腰肌紧张，腰椎生理性前凸消失。脊柱前屈后伸活动受限制，前屈或后伸时可出现向一侧下肢的放射痛。侧弯受限往往只有一侧，据此可与腰椎结核或肿瘤鉴别。

4. 腰部压痛伴放射痛　椎间盘突出部位的患侧棘突旁有局限的压痛点，并伴有向小腿或足部的放射痛，此点对诊断有重要意义。

5. 直腿抬高试验阳性　由于个人体质的差异，该试验阳性无统一的度数标准，应注意两侧对比。患侧抬腿受限，并感到向小腿或足的放射痛即为阳性。有时抬高健肢而患侧腿发生麻痛，系因患侧神经受牵拉引起，此点对诊断有较大价值。

6. 神经系统检查 L4、L5突出（L4神经根受压）时，可有膝反射减退或消失，小腿内侧感觉减退；L4、L5突出（L5神经根受压）时，小腿前外侧足背感觉减退，伸蹈及第2趾肌力常有减退；L5、S1间突出（S1神经根受压）时，小腿外后及足外侧感觉减退，第3、4、5趾肌力减退，跟腱反射减退或消失。神经压迫症状严重者患肢可有肌肉萎缩。如突出较大，或为中央型突出，或纤维环破裂髓核碎片突出至椎管者，可出现较广泛的神经根或马尾神经损害症状，患侧麻木区常较广泛，可包括髓核突出平面以下患侧臀部、股外侧、小腿及足部。中央型突出往往两下肢均有神经损伤症状，但一侧较重；应注意检查鞍区感觉，常有一侧减退，有时两侧减退，常有小便失控、湿裤尿床、大便秘结、性功能障碍，甚至两下肢部分或大部分瘫痪。

【辅助检查】 需拍腰骶椎的正、侧位片，必要时加拍左、右斜位片。常有脊柱侧凸，有时可见椎间隙变窄，椎体边缘唇状增生。X线征象虽不能作为确诊腰椎间盘突出症的依据，但可借此排除一些疾患，如腰椎结核、骨性关节炎、骨折、肿瘤和脊椎滑脱等。重症患者或不典型的病例，在诊断有困难时，可考虑作脊髓造影、CT扫描和MRI等特殊检查，以明确诊断及突出部位。上述检查无明显异常的患者并不能完全除外腰椎间盘突出。

【诊断】 大多数腰椎间盘突出症患者，根据临床症状或体征即可做出正确的诊断。主要的症状和体征是：

（1）腰痛合并“坐骨神经痛”，放射至小腿或足部，直腿抬高试验阳性；

（2）在L4、L5或L5、S1棘间韧带侧方有明显的压痛点，同时有至小腿或足部的放射性痛；

（3）小腿前外或后外侧皮肤感觉减退，趾肌力减退，患侧跟腱反射减退或消失。

X线片可排除其他骨性病变。

【鉴别诊断】

1. 腰椎小关节紊乱 相邻椎体的上下关节突构成腰椎小关节，为滑膜关节，有神经分布。当小关节上、下关节突的关系不正常时，急性期可因滑膜嵌顿产生疼痛，慢性病例可产生后关节创伤性关节炎，出现腰痛。此种疼痛多发生于棘突旁1.5cm处，可有向同侧臀部或大腿后的放射痛，易与腰椎间盘突出症相混。该病的放射痛一般不超过膝关节，且不伴有感觉、肌力减退及反射消失等神经根受损之体征。对鉴别困难的病例，可在病变的关节突附近局部封闭，如症状消失，可排除腰椎间盘突出症。

2. 腰椎椎管狭窄症　间歇性跛行是最突出的症状，患者自诉步行一段距离后，下肢酸困、麻木、无力，必须蹲下休息后方能继续行走。骑自行车可无症状。患者主诉多而体征少，也是重要特点。少数患者有根性神经损伤的表现。严重的中央型狭窄可出现大小便失禁，脊髓造影和CT扫描等特殊检查可进一步确诊。

3. 腰椎结核　早期局限性腰椎结核可刺激邻近的神经根，造成腰痛及下肢放射痛。腰椎结核有结核病的全身反应，腰痛较剧烈，X线片上可见椎体或椎弓根的破坏。CT扫描对X线片不能显示的椎体早期局限性结核病灶有独特诊断价值。

4. 椎体转移瘤　疼痛加剧，夜间加重，患者体质衰弱，可查到原发肿瘤。X线平片可见椎体溶骨性破坏。

5. 脊膜瘤及马尾神经瘤　为慢性进行性疾患，无间歇好转或自愈现象，常有大小便失禁。脑脊液蛋白增高，奎氏试验显示梗阻。脊髓造影检查可明确诊断。

【治疗】

1. 非手术治疗　卧硬板床休息，辅以理疗和按摩，常可缓解或治愈。

2. 手术治疗　手术适应证：

(1) 非手术治疗无效或复发，症状较重，影响工作和生活者。

(2) 神经损伤症状明显、广泛，甚至继续恶化，疑有椎间盘纤维环完全破裂髓核碎片突出至椎管者。

(3) 中央型腰椎间盘突出有大小便功能障碍者。

(4) 合并明显的腰椎椎管狭窄症者。

可根据突出物大小，患者体质等决定手术方式，如椎间盘镜下髓核摘除术、开窗髓核摘除术、半椎板或全椎板切除术，如手术对椎体稳定性破坏较大，宜同时行内固定及植骨融合术。

第二节　腰椎椎管狭窄症

【概述】腰椎椎管狭窄症是指椎管（中央椎管）、侧椎管（神经根管）因某些骨性或纤维性结构异常导致一处或多处管腔狭窄，压迫马尾神经或神经根引起的临床症状。

【诊断】

1. 典型表现

(1) 本病由先天性椎管狭窄或退行性病变引起的继发性狭窄所致。多发生在中年以上，男多于女，下腰段为主。

(2) 多年的腰背痛，逐渐发展到骶尾部，臀部下肢痛，行走站立时加重，前倾坐位、蹲位时减轻。

(3) 间歇性跛行。

(4) 患者主观症状重、客观体征少。

2. 查体　腰部过伸试验阳性为重要体征，脊柱后伸受限，过伸时可出现下肢症状。下肢可有肌力、感觉障碍，跟腱反射常减弱或消失。

3. 检查

(1) X线平片：见腰椎弧度改变，关节突肥大，椎间隙变窄，椎体滑脱等。X线平片椎管测量只供参考。脊髓造影：可出现完全或不完全梗阻。

(2) CT、MRI扫描：CT在显示侧隐窝的变化和神经根受压变形或移位方面有优势，而MRI可显示蛛网膜下腔受压的程度，直接观察到椎间盘纤维环膨出，在显示病理变化及周围关系方面具有优势。

诊断步骤

1. 初步诊断　多年的腰背痛伴间歇性跛行，主观症状重客观体征少。腰部过伸试验阳性为重要体征，脊柱后伸受限，过伸时可出现下肢症状。

2. 确定诊断　根据临床特点及典型X线、CT或MRI扫描阳性结果确定诊断。

【临床分类】 1976年Willis和McIvor将椎管狭窄症分为三类：中央管狭窄、神经根管狭窄及椎间孔狭窄。此分类简单明了，临床易于应用，但这种分类方法不能包括所有腰椎椎管狭窄症的病理特点，不能提示狭窄的程度及手术减压范围。

Arnoldi等根据腰椎椎管狭窄症的原因、解剖及病理生理，将腰椎椎管狭窄症分为两大类及诸多亚型。第一类为先天发育性椎管狭窄症，包括特发性和软骨发育不全性椎管狭窄症。第二类为继发性椎管狭窄症，其中包括退行性椎管狭窄症、混合型椎管狭窄症、脊柱滑脱或狭部不连椎管狭窄症、医源性椎管狭窄症、创伤晚期改变所致椎管狭窄症以及其他代谢和炎症引起的椎管狭窄症。此分类方法根据腰椎管而定。同时也适用于脊柱其他部位的病变。这种分类方法详细反映了腰椎管狭窄的病理生理特点，全面分析可能发生腰椎管狭窄的病因，为临床治疗提供了可靠的诊断依据。

1988年Lee等根据腰神经根管走行方向及形状特点、内容物、病理生理及手术减压的不同需要，将神经根管狭窄分为三类：①神经入口狭窄：此区位于腰椎管侧方至上关节突下方；②中间区狭窄：位于关节突关节及椎弓根下方；③神经出口狭窄：位于椎间孔围绕的区域。此分类方法明确了神经根管狭窄的范围，对确定手术减压目的、减少对脊柱的损伤、保持脊柱的稳定性有其极大的临床意义。

【治疗】

1. 非手术治疗 非手术治疗包括：药物治疗、改变活动方式、应用支具和硬膜外激素封闭。有效的理疗方法是腰肌强度锻炼和有氧健康训练。用于软组织理疗的方法较多，包括：热疗、冰疗、超声、按摩、电刺激和牵引等方法，虽较常用，但对腰椎疾患的疗效尚未得到证实。

腰围保护可增加腰椎的稳定性，以减轻疼痛，但应短期应用，以免发生腰肌萎缩。硬膜外激素封闭治疗腰椎管狭窄的方法仍有争议。

2. 手术治疗

(1) 手术指征：当患者生活质量降低，疼痛不能耐受，且经保守治疗无效时，可考虑手术治疗，同时症状和体征应与影像学检查结果相一致。单纯影像学改变绝不能作为手术适应证。必须强调：手术目的是减轻下肢症状，而不是减轻腰痛，虽然术后腰痛也有减轻；手术目的是减轻症状而非治愈。

(2) 手术方式：腰椎管狭窄减压术式基本上分为广泛椎板切除减压和有限减压两类。

(3) 植骨融合问题：下列因素应考虑需同时行植骨融合术：

1) 伴退行性变性椎体滑脱。

2) 伴有脊柱侧凸或后凸：对腰椎椎管狭窄合并退行性腰椎侧凸行广泛减压，有造成脊柱失稳或畸形加重的可能，因此有必要同时行关节融合术，但并不是所有椎管狭窄伴侧后凸者均行融合术。是否同时行融合术，取决于4个方面：①弯曲的柔韧性。如果在侧屈位X线片显示弯曲可部分纠正，单纯减压有弯曲发展的危险；②弯曲是否进展，若有进展就有融合的指征；③是否伴有椎体侧方滑脱，如有侧方滑脱则表明该节段不稳定，单纯减压会加重不稳定；④侧凸凹侧有明显的神经受压时，行凹侧椎板和部分小关节切除，难以达到凹侧神经充分减压，扩大减压需考虑融合术。

3) 同一平面复发性椎管狭窄：当确定再次行手术治疗时，应考虑同时行关节融合术。因再次手术需增加小关节的切除，以扩大侧隐窝和中央椎管，关节突关节切除超过50%会导致节段性不稳。复发性椎管狭窄伴有医源性滑脱时，再次手术要考虑植骨融合，以增加脊柱稳定性。

4) 小关节去除过多：由于手术时小关节切除或切除>50%会引起不稳定，应同时行脊柱融合术，以防术后脊柱不稳或疼痛。如果至少有一侧小关节的完整性保留，脊椎的稳定性就能维持。

(4) 脊柱内固定：植骨融合是否同时应用内固定器械争议较多。内固定的目的是：纠正脊柱畸形；稳定脊柱；保护神经组织；降低融合失败或提高融合率；缩短术后康复时间。适应证为：

1）稳定或纠正侧凸或后凸畸形。

2）2个或2个以上平面行较为广泛的椎板切除。

3）复发性椎管狭窄且伴有医源性椎体滑脱。

4）动力位X线片示，椎体滑移超过4mm，上、下终板成角大于10°。

内固定方法的选择应以短节段固定为主，根据术者掌握的熟练程度和患者的实际情况灵活应用。

总之，对腰椎椎管狭窄症外科治疗仍存在许多争议，目前倾向于减少对脊柱稳定性的损害，以及如何维持脊柱稳定性而采取多种手术方法，究竟哪一种手术方法最为满意，应根据患者的临床症状、体征及腰椎椎管狭窄症的类型而定，但必须遵循腰椎椎管狭窄症的手术原则：即对脊髓、神经根彻底减压，使其有一定活动范围，而又不影响脊柱的稳定性。

第三节 腰椎关节突关节紊乱症

【诊断】

1. 典型表现

(1) 本病由于腰椎小关节移位引起了滑膜嵌顿产生了剧烈腰痛。发病多在中年女性。

(2) 发病诱因多为腰前屈及旋转的联合动作或在不经意的动作中出现；主要症状为腰部、腰骶部的剧烈疼痛，患者强迫体位，腰肌如板硬。

2. 查体　查体见骶棘肌痉挛，关节突关节处深压痛，无神经根性症状，腰椎各节段间活动受限，旋腰困难而感觉正常。

3. 检查　X线示腰椎曲度改变外无异常。

诊断步骤

1. 初步诊断　在不经意的动作中出现腰部、腰骶部的剧烈疼痛，强迫体位。查体见骶棘肌痉挛，关节突关节处深压痛，无神经根性症状，腰椎各节段间活动受限。

2. 确定诊断　如具备上述临床特点，且行病变的后关节局部封闭可缓解症状，明确诊断。

【治疗】以牵引、推拿为主，配合药物、理疗等，无效者可予以关节突关节囊激素注射，可解痉止痛，效果良好。

第四节 腰椎失稳症

【诊断】

1. 典型表现

（1）由于腰椎退行性病变引起的椎体非生理性位移而产生的临床症状。好发于中年男性，以L4、L5最多，其次为L5、S1。

（2）双侧腰痛及臀部、大腿部酸胀不适，腰部屈伸时出现不稳定交锁现象，体位改变或劳累后加重。

2. 查体　可见骶棘肌站立时坚硬呈索状，俯卧时其紧张度明显降低。腰部前屈动态过程中可观察到髋前屈或突然出现抖动或活动突然停止。

3. 检查

（1）X线检查：腰椎不稳定在静态正位X线上没有特殊征象，椎间隙变窄、牵拉性骨刺及腰椎排列异常被用来作为其诊断依据。

（2）动态X线检查（前屈后伸位）：腰椎不稳定诊断标准：①一个运动单位的上下终板夹角变化大于10°；②上位椎体向前或后移位大于4mm；③关节对称性消失；④下关节突接触面丢失大于50%；⑤棘间韧带增宽，上位棘突与下位棘突之间旋转大于8°。此外，CT扫描显示一侧关节突关节后缘张开，也是腰椎节段性不稳定的证据。

诊断步骤

1. 初步诊断　双侧腰痛及臀部、大腿部酸胀不适，腰部屈伸时出现不稳定交锁现象，体位改变或劳累后加重。体查见骶棘肌站立时坚硬呈索状，俯卧时其紧张度明显降低。腰部前屈动态过程中可观察到髋前屈或突然出现抖动，或活动突然停止。

2. 确定诊断　初步诊断证据伴典型腰椎完全屈曲和过伸位时动力X线表现。

【治疗】

1. 非手术治疗　腰椎退变性不稳定的非手术治疗方法包括物理治疗、药物治疗及腰背肌肉锻炼等，与其他腰痛的非手术治疗类似。

2. 手术治疗　对下列情况，可手术治疗：①保守治疗无效；②退行性变性不稳发展到不稳畸形，出现神经根或马尾神经刺激压迫症状，制动后不能缓解者。

腰椎退变性不稳定的融合必须有明确的指征，即通过不同的方法确定患者存在退变性不稳定，而且这种不稳定是引起临床症状的主要原因，只有在这种情况下，才可选择固定融合术。

第五节 脊柱滑脱症

【诊断】

1. 典型表现

(1) 本病是各种原因引起的椎弓根崩裂导致椎体移位。由于崩裂原因不同各年龄段都有发生。

(2) 长期反复下腰痛或腰腿痛，间歇性钝痛，缓慢进展，站立、行走、弯腰、劳累时加重，休息则减轻。腰部活动偶有移动感及不稳感。

2. 查体　腰椎前凸，臀部后倾，腰骶部凹陷，背伸肌痉挛。L5 椎棘突后突，常有压痛或叩击痛。可出现马尾神经受压综合征及下肢肌肉萎缩。

3. 影像学诊断　斜位片峡部可见裂隙，呈“狗颈断裂”样；侧位片能看到滑脱程度，负重位可增加滑移程度者提示腰椎不稳。CT、MRI 可观察神经根及椎间盘退行性改变的程度，有助于确定融合节段范围。

4. 测量滑脱的方法

以 L5 椎体滑脱为例：

(1) S1 平面之前缘，画一垂直线，该线应通过 L5 椎体之前下缘。如 L5 向前滑脱，此线将通过该椎体（Ullmann 线）。

(2) 疑有 L5 向前滑脱时，可将 L5 的后上下缘连线，并将 L4 椎体的后下缘至 S1 的后上缘各连一直线，则两线可以相交或平行。正常时两线相交的角度不大于 2°，且在 L4 下缘以下，如两线平行其距离不大于 3mm（Ullmann 线）。有滑脱时其交点均在 L4 下缘以上，根据两线相交角度的大小或平行线距离的远近可将滑脱分为三度。

(3) 将第 1 骶椎上缘，分为四等分，正常时 L5 椎体与 S1 椎体后缘，形成一条连续弧线。滑脱时，L5 椎体前移 1/4 者为Ⅰ度，2/4 者为Ⅱ度，3/4 者为Ⅲ度，全滑脱者为Ⅳ度。

诊断步骤

1. 初步诊断　长期反复下腰痛或腰腿痛，间歇性钝痛，腰部活动偶有移动感及不稳感。腰椎前凸，臀部后倾，腰骶部凹陷，背伸肌痉挛。第五腰椎棘突后突，常有压痛或叩击痛。

2. 确定诊断　初步诊断证据伴典型影像学诊断。

【治疗】 腰椎峡部裂和滑脱的治疗方法很多，至今仍存在争论。多数患者保守治疗有效，少数需手术治疗，治疗的根本目的是神经根减压和通过坚强的骨性融合稳定滑脱。

1. 非手术治疗　对于症状轻微的腰椎峡部裂和Ⅰ～Ⅱ度滑脱或病程较短者，宜首选非手术疗法，包括休息、理疗、非甾体类抗炎药、腰背肌锻炼和腰围保护。尤其儿童、青少年单纯峡部裂可取得较好疗效，急性峡部骨折，若能早期诊断，通过制动大部分可能愈合。

2. 手术治疗　手术治疗目的是解除疼痛，矫正畸形，缓解或消除神经压迫，加强脊椎稳定性。手术适应证为：

(1) 持续顽固的腰腿痛，且经保守治疗无效者。

(2) 进行性滑脱且滑脱超过40%，并处于生长发育期的青少年。

(3) 滑脱超过50%。

(4) 腰骶部后凸>25°，滑脱致矢状面失平衡或伴姿态或步态异常者。

(5) 马尾综合征必须复位恢复椎管序列，松弛牵张于骶骨后上缘的马尾神经。

3. 手术方法　包括椎板切除减压术、峡部缺损修复植骨内固定术、复位内固定术、脊椎融合术或多种方法结合应用。

第六节　腰椎退行性关节突关节炎

【诊断】

1. 典型表现

(1) 多见于中年以上，经常弯腰的体力劳动者，多伴有腰椎间盘退行性病变。

(2) 腰部持续性钝痛，活动后加重。当神经根受到刺激时，可发生下肢放射痛。

2. 查体　关节突关节局部有固定压痛点，对病变关节突关节局部封闭，数分钟后症状缓解或消失。当神经根受累时，可出现相应腱反射减弱或消失。

3. 影像学检查　X线检查可见椎间隙变窄，关节突结构紊乱，关节突关节面骨质密度增高；局部增生形成骨赘，关节突关节呈肥大性改变，椎间孔变小。CT检查可清晰显示关节突关节病变程度及其与椎管、椎间孔之间的关系。可发现关节突关节边缘骨刺形成，间隙变窄，关节突关节软骨下骨硬化等。

诊断步骤

1. 初步诊断　腰部持续性钝痛，活动后加重。关节突关节局部有固定压痛点，对病变关节突关节行局部封闭，数分钟后症状缓解或消失。

2. 确定诊断 初步诊断证据伴典型影像学检查阳性表现者。

【治疗】

1. 非手术治疗 急性期卧床休息，选用超短波、频谱等多种物理疗法，给予非甾体类消炎镇痛药，多种保守治疗无效者可行关节突关节囊激素注射或冷冻治疗。

2. 手术治疗 有神经根受压症状及体征者，经非手术治疗无效，应行关节突关节部分切除及神经根管扩大减压术。

第七节 椎间盘炎

【概述】 椎间盘炎是指由各种病原体引起的椎间盘感染。

【诊断】

1. 典型表现

（1）多为急性或亚急性发病，术后椎间盘炎大多在术后2～5天发病。

（2）小儿发病常诉背部痛或腹痛，拒绝行走或跛行，一般情况差，寒战、发热，脊柱活动受限。

（3）术后感染者则在术后2～3天体温突然升高，多超过38.5℃。手术节段疼痛明显，变动体位时加剧，难以忍受。

2. 查体 局部肿胀、叩痛明显，活动受限，拾物试验（+）。患者神经根刺激体征缺如或较轻。

3. 检查

（1）影像学诊断：早期X线常无阳性发现，但骨扫描显示患病椎间盘核素浓聚；MRI发现椎间盘及相邻椎骨的异常，MRI T1加权图像椎间盘及其邻近椎体的信号减低；T2加权图像上椎间盘及其邻近椎体的信号增强。但骨扫描阳性者则无必要行MRI检查。

（2）实验室检查：无特殊改变，也可以血白细胞计数升高，中性增多，血沉增快，血CRP升高。血细菌培养可阳性，但阳性率不高。

诊断步骤

1. 初步诊断 在儿童或手术后发生的背部剧痛，伴寒战、发热，局部肿胀、叩痛明显，活动受限，拾物试验（+）。

2. 确定诊断 初步诊断证据伴典型影像学阳性表现，实验室检查发现血白细胞计数升高，中性增多，血沉增快，血CRP升高。

【治疗】

1. 绝对卧床：对小儿患者可石膏制动，以促进炎症局限与消退。

2. 大剂量抗生素治疗。可根据血培养结果选用敏感抗生素。

3. 对经保守治疗2周病情无改善者或影像学检查有脓肿形成者行清创术。

第八节 第三腰椎横突综合征

【诊断】

1. 典型表现

(1) 由于慢性劳损引起局部软组织压迫腰神经后外侧支产生的症状。好发于青壮年体力劳动者，常有腰外伤史。

(2) 腰痛或臀部、一侧大腿后外侧痛。少数人可出现大腿根部痛。患者无神经根受累的症状与体征。局部普鲁卡因注射可使症状缓解或减轻。

2. 查体 腰前屈受限明显，第三腰椎横突肥大，局部有固定压痛点，瘦弱者局部可触到硬结，有些患者表现臀肌，内收肌痉挛或触到索条状肌挛缩。

3. 检查 X线片提示L3横突肥大，畸形、双侧不对称。

诊断步骤

1. 初步诊断 腰痛或臀部、一侧大腿后外侧痛。腰前屈受限明显，L3横突肥大，局部有固定压痛点。

2. 确定诊断 初步诊断证据伴典型X线表现及L3横突局部封闭可缓解或减轻症状。

【治疗】 经适当休息、按摩推拿、理疗、功能锻炼、封闭等治疗病情可好转。症状重、有明显神经卡压征表现且经保守治疗无效者，可手术将横突部位挛缩的筋膜、肌腱切断，松解神经血管束的卡压。

第九节 棘间韧带与棘上韧带劳损

【诊断】

1. 典型表现

(1) 腰部外伤史。

(2) 腰前屈位疼痛，前屈受限。

2. 查体 棘突间后正中线处局限性压痛并可扪及局部的棘上韧带缺如。

3. 检查 X线片常无明显阳性发现，棘上、棘间韧带损伤在局部封闭下拍过屈位片，可见椎间隙后部增宽加大。棘间韧带造影可发现棘间韧带损伤。

根据外伤后出现腰前屈位疼痛，前屈受限，棘突间后正中线处局限性压痛以及可扪及局部的棘上韧带缺如，可确定诊断。

【治疗】 可采用局部理疗、药物治疗及局部激素注射治疗。加强腰背肌锻炼。对长期保守治疗无效者可考虑采用手术修补损伤韧带。

第十节 腰背筋膜纤维织炎

【诊断】

1. 典型表现

(1) 多见于肥胖中年妇女。由于软组织筋膜破裂脂肪疝出形成痛性结节。

(2) 腰背部、臀部广泛疼痛，常因剧烈活动或寒冷诱发；并具引发放射区，即重压肌筋膜区皮下结节（引发区），除在该点有酸胀感外，还可在该点周围或距离稍远区域引发疼痛或肌紧张（放射区）。

2. 查体 腰部活动受限、肌肉痉挛，腰背部可扪及皮下结节，50%～60%患者有明确部位的疼痛扳机点。

3. 检查 X线检查多无阳性改变。

根据腰背部、臀部广泛疼痛；常因剧烈活动或寒冷诱发；腰背部可扪及皮下结节；有明确部位的疼痛扳机点等可确定诊断。

【治疗】 发作时短期休息后早期活动，适当采用针灸、按摩、非甾体类药物消炎镇痛或封闭治疗。如非手术治疗无效，可采用局部瘢痕和皮下结节的切除，局部组织松解。

第十一节 急性腰扭伤

【诊断】

1. 典型表现

(1) 多有明显急性腰扭伤史。

(2) 常见于青壮年体力劳动者。下腰段为好发部位。

(3) 腰骶部有明显疼痛点和肌痉挛，伴脊柱侧弯以减轻疼痛。有明显的放射痛的牵涉痛，咳嗽、小便时加重。

2. 查体 有明显的局限性压痛点。肌痉挛、僵硬。脊柱侧凸畸形，活动受限。

3. 检查 X线平片常无明显阳性发现。

根据外伤后腰骶部疼痛、肌痉挛。有明显的放射痛的牵涉痛，咳嗽小便时加重。有明显的局限性压痛点。肌痉挛、僵硬。X线平片常无明显阳性发现等可确定诊断。

【治疗】 一般经保守治疗可痊愈。卧硬板床休息，2 周后开始功能锻炼。推拿按摩、针灸、中药、局部封闭可有效缓解肌肉痉挛。肌肉筋膜或韧带损伤，通常需休息 3 周以上才能治愈。

第十二节 慢性腰肌劳损

【概述】 急性腰损伤后治疗不及时或治疗不当、长期弯腰劳动、腰椎先天或后天畸形或腰椎骨、关节、韧带退行性改变易产生慢性腰肌劳损。

【诊断】

1. 典型表现

(1) 既往有腰部外伤史，具有职业特点。多发于中年以上，弯腰工作的体力劳动者，女性多见。

(2) 广泛腰背痛，一般劳累或遇冷时加重，休息或保温则减轻。

2. 查体 常见背伸肌紧张，前屈受限较显著。患部怕凉喜按，轻手法按摩或叩击腰背部疼痛处可减轻。腰大肌外沿多有压痛，以肋腰点为显著。

3. 检查 X 线平片常无明显阳性发现。

根据既往有腰部外伤史，广泛腰背痛，髂腰部或腰大肌外沿有压痛点；背伸肌紧张，前屈受限较显著；患部怕凉喜按，轻手法按摩或叩击腰背部疼痛处可减轻；X 线平片常无明显阳性发现等可确定诊断。

【治疗】 寻找并去除慢性腰损伤的原因。应用按摩、理疗、镇痛活血化瘀药物等措施缓解症状。锻炼腰背肌。在局限压痛点封闭可缓解急性疼痛。

第十三节 骶 尾 痛

【概述】 骶尾痛是临床上尾骨区疼痛的总称。尾骨和骶尾关节处的外伤、炎症、畸形或肿瘤等原因都可引起骶尾区疼痛。临床最常见的原因还是急慢性外伤和畸形。

【诊断】

1. 典型表现

(1) 有滑倒臀部着地外伤史或长时间坐位工作（如汽车司机），女性有产伤史。

(2) 骶尾区疼痛，尤以坐位时明显。

2. 查体 尾骨或骶尾连接处明显压痛。肛门指检可排除尾骨肿瘤，直肠肛管疾病等。

3. 检查

(1) X线诊断：可看到尾骨畸形（常为钩状或向一侧偏斜的尾骨），炎症或肿瘤可见骨破坏或密度改变。

(2) MRI：可与腰骶管内蛛网膜囊肿及神经系统疾患相鉴别。

有滑倒臀部着地外伤史或长时间坐位工作者出现骶尾区疼痛，尤以坐位时明显。尾骨或骶尾连接处明显压痛。肛门指检排除尾骨肿瘤、直肠肛管疾病者可确定诊断。

【治疗】 急性外伤经休息和对症治疗效果满意。疼痛明显者可用激素局部注射。尾骨畸形明显、保守治疗不缓解者，可手术切除尾骨。

第十五章 脊柱侧凸

第一节 总　　论

【概述】 脊柱侧凸（Scoliosis）是指脊柱的一个或数个节段向侧方弯曲伴有椎体旋转的三维脊柱畸形，国际脊柱侧凸研究学会（Scoliosis Research Society，SRS）对脊柱侧凸定义如下：应用Cobb法测量站立正位X线像的脊柱侧方弯曲，如角度大于10°则为脊柱侧凸。

【分类】 脊柱侧凸分类如下：

1. 非结构性侧凸　包括姿势不正、癔病性、神经根刺激等，如髓核突出或肿瘤刺激神经根引起的侧凸，还有双下肢不等长、髋关节挛缩以及某些炎症引起的侧凸。病因疾病治愈后，脊柱侧凸即能消除。

2. 结构性脊柱侧凸

（1）特发性脊柱侧凸

（2）先天性脊柱侧凸

（3）神经肌肉型脊柱侧凸

（4）神经纤维瘤病合并脊柱侧凸：有高度遗传性，约占总数的2%。特点是皮肤有6个以上咖啡斑，有的有局限性橡皮病性神经瘤。其特点是畸形持续进展，甚至术后仍可进展；假关节发生率高，往往需要多次植骨融合，治疗困难。

（5）间充质病变合并脊柱侧凸：马方综合征及埃-当二氏综合征均属于间充质病变。马方综合征的患者中，约有40%～75%的患者合并脊柱侧凸。特点是侧弯严重、常有疼痛，有肺功能障碍，临床表现为瘦长体型、细长指(趾)、漏斗胸、鸡胸、高腭弓、韧带松弛、扁平足及主动脉瓣、二尖瓣闭锁不全等。埃-当二氏综合征特征为短颈。

（6）骨软骨营养不良合并脊柱侧凸，包括弯曲变形的侏儒症、黏多糖蓄积病，脊柱骨髓发育不良等。

（7）代谢性障碍合并脊柱侧凸，如佝偻病、成骨不全、高胱氨酸尿症等。

（8）脊柱外组织挛缩导致脊柱侧凸，如脓胸或烧伤后等。

（9）其他：创伤，如骨折、椎板切除术后，胸廓成形术，放射治疗后引起脊柱侧凸；脊柱滑脱，先天性腰骶关节畸形等；风湿病、骨感染、肿瘤等。

【诊断】

1. 病史　详细询问与脊柱畸形有关的一切情况，如患者的健康状况、年龄及性成熟等。还需注意既往史、手术史和外伤史。应了解脊柱畸形的幼儿母亲妊娠期的健康状况，妊娠头三月内有无服药史，怀孕分娩过程中有无并发症等。家族史应注意其他人员脊柱畸形的情况。神经肌肉型的脊柱侧凸中，家族史尤为重要。

2. 查体　①两肩不等高；②肩胛一高一低；③一侧腰部皱褶皮纹；④腰前屈时两侧背部不对称，即“剃刀背征”；⑤脊柱偏离中线。然后检查脊柱屈曲、过伸及侧方弯曲的活动范围。检查各个关节的可曲性，如腕及拇指的接近、手指过伸、膝肘关节的反曲等。最后应仔细进行神经系统检查，尤其是双下肢。患者的身高、体重、双臂间距、双下肢长度及感觉，均需记录在案。

3. X线检查　根据具体情况，选择以下检查：

（1）直立位全脊柱正侧位像

（2）脊柱弯曲（Bending）像

（3）悬吊牵引（Traction）像

（4）支点弯曲像（Fulcrum Bending Radiograph）

（5）斜位像

（6）Ferguson像：检查腰骶关节连接处，为了消除腰前凸，男性患者球管向头侧倾斜30°，女性倾斜35°，这样得出真正的正位腰骶关节像。

（7）Stagnara像：严重脊柱侧凸患者（大于100°），尤其伴有后凸、椎体旋转者，普通X线像很难看清肋骨、横突及椎体的畸形情况。需要拍去旋转像以得到真正的前后位像。

4. 脊髓造影及CTM

5. CT和MRI　对合并有脊髓病变的患者很有帮助。如脊髓纵裂、脊髓空洞症等。了解骨嵴的平面和范围，对手术矫形、切除骨嵴及预防截瘫非常重要。

6. 脊柱侧凸的X线测量

（1）X线阅片的要点

端椎：脊柱侧弯的弯曲中最头端和尾端的椎体。

顶椎：弯曲中畸形最严重，偏离垂线最远的椎体。

主侧弯（原发侧弯）：是最早出现的弯曲，也是最大的结构性弯曲，柔软性和可矫正性差。

次侧弯（代偿性侧弯或继发性侧弯）：是最小的弯曲，弹性较主侧弯好，可以是结构性也可以是非结构性。位于主侧弯上方或下方，作用是维持身体的正常力线，椎体通常无旋转。当有三个弯曲时，中间的弯曲常是主侧弯，有四个弯曲时，中间两个为双主侧弯。

（2）脊柱侧凸弯曲度测量：Cobb 法最常用，头侧端椎上缘的垂线与尾侧端椎下缘垂线的交角即为 Cobb 角。若端椎上、下缘不清，可取其椎弓根上、下缘的连线，然后取其垂线的交角即为 Cobb 角。

（3）脊柱侧凸旋转度的测定：通常采用 Nash-Moe 法：根据正位 X 线片上椎弓根的位置，将其分为 5 度。

0 度：椎弓根对称。

Ⅰ度：凸侧椎弓根移向中线，但未超过第一格，凹侧椎弓根变小。

Ⅱ度：凸侧椎弓根已移至第 2 格，凹侧椎弓根消失。

Ⅲ度：凸侧椎弓根移至中央，凹侧椎弓根消失。

Ⅳ度：凸侧椎弓根越过中线，靠近凹侧。

（4）X 线评估参数：摄片后标记顶椎、上下端椎、顶椎偏距、骶骨中心垂线（CSVL）等。

（5）肋椎角差（RVAD）用于评价婴儿型特发性脊柱侧凸。计算方法为：胸椎顶椎凹侧肋椎角减去凸侧肋椎角，如果 RVAD 大于 20°，侧弯易进展；如 RVAD 小于 20°，则侧弯有可能消退。

（6）成熟度的鉴定：成熟度的评价在脊柱侧凸的治疗中尤为重要。必须根据生理年龄、实际年龄及骨龄来全面评估。主要包括以下几方面：

1）第二性征：男童的声音改变，女孩的月经初潮，乳房及阴毛的发育等。

2）骨龄：①手腕部骨龄：20 岁以下患者可以摄手腕部 X 线片，根据 Greulich 和 Pyle 的标准测定骨龄。②髂嵴骨骺移动（excursion of iliac apophyses）：Risser 将髂嵴分为 4 等份，骨化由髂前上棘向髂后上棘移动，骨骺移动 25％为Ⅰ度，50％为Ⅱ度，75％为Ⅲ度，移动到髂后上棘为Ⅳ度，骨骺与髂骨融合为Ⅴ度。③椎体骺环发育：侧位 X 线片上骨骺环与椎体融合，说明脊柱停止生长，为骨成熟的重要体征。

7. 肺功能检查　肺功能试验分为 4 组：静止肺容量；动态肺容量；肺泡通气量；放射性氙的研究。脊柱侧凸的患者常规使用前三种试验。

静止肺活量包括肺总量、肺活量和残气量。肺活量用预测正常值的百分比来表示。80％～100％为肺活量正常，60％～80％为轻度限制，40％～60％为中度限制，低于 40％为严重限制。

动态肺活量中最重要的是第 1 秒肺活量（FEV1），将其与总的肺活量比较，正常值为80%。

第二节 特发性脊柱侧凸

【概述】 原因不明的脊柱侧凸，最常见，约占总数的75%～80%。根据其发病年龄又分为婴儿型（0～3岁）、少儿型（3～10岁）及青少年型（10岁后）。

【治疗原则】

1. 婴儿型特发性脊柱侧凸 首先根据Mehta标准来确定脊柱侧凸的预后，然后选择正确的治疗方法。

（1）非进展型婴儿型特发性脊柱侧凸

1）如果Cobb角小于25°及RVAD小于20°，可观察，每4至6月进行一次体格检查和X线检查。如果侧弯自行消退，可以每1至2年随诊一次；如果侧弯进展，则需进行详细的临床和神经系统检查以除外其他病因，这些患者必须随诊至发育成熟，以防止青春期生长发育时，侧弯复发、加重。

2）侧弯Cobb角为20°～35°时，RVAD有助于预测是否进展，RVAD大于20°，提示侧弯进展的可能性大。对于此类患者可以先观察，每4至6月复查一次，详细进行临床及X线检查，如果Cobb角或RVAD增加5°～10°，应考虑非手术治疗。

（2）进展型婴儿型特发性脊柱侧凸：可应用石膏矫形固定，然后应用支具维持矫形。

2. 少儿型特发性脊柱侧凸 治疗原则如下：

（1）侧弯小于20°：观察，每6～8个月随诊一次即可。

（2）侧弯20°～25°：密切观察。随访6个月，如果侧弯进展超过5°，应进行临床和X线检查，并予以支具治疗。

（3）侧弯大于25°的进展性侧弯：早期治疗。由于大于25°的脊柱侧弯进展可能性较大，所以一旦发现应用支具治疗。小于6岁的少儿型脊柱侧凸的治疗与婴儿型的治疗大致相同。

（4）侧弯如超过50°，应放弃支具治疗。

3. 婴儿型及少儿型脊柱侧弯的手术选择 手术方法的选择主要依据脊柱侧凸患者侧弯加重时的年龄。首先应考虑脊柱生长潜能。

4. 青少年型特发性脊柱侧凸 治疗原则如下：

（1）侧弯Cobb角小于25°，应严密观察，如每年进展＞5°并且Cobb角＞25°，应行支具治疗。

(2) Cobb 角在 25°～40°之间的脊柱侧凸，应行支具治疗，如每年进展>5°且角度>40°则建议手术治疗。

(3) Cobb 角 40°～50°的脊柱侧凸：由于侧弯大于 40°，进展的几率较大，因此如果患者发育未成熟，应建议其手术治疗。对于发育成熟的患者，如果侧弯发展并大于 50°，且随访发现侧弯有明显进展的患者，也应手术治疗。

(4) Cobb 角大于 50°：手术治疗。

【治疗】

1. 非手术治疗　包括理疗、体疗、表面电刺激、石膏及支具。但最主要和最可靠的方法是支具治疗。

2. 手术治疗　分两个方面：矫形和植骨融合。矫形方法发展很快，但基本上分两大类：前路矫形与后路矫形。必要时需两种或两种以上手术联合使用。手术入路、矫形融合范围选择根据具体病情决定。

第三节　成人脊柱侧凸

【概述】 成人脊柱侧凸是指骨骼发育成熟以后所表现出来的脊柱畸形。有些学者强调患者在首诊时的年龄一定要超过 20 岁。

【分类】 成人脊柱侧凸可进一步分为两类：

1. 发病于骨骼发育成熟前，但在成人才发现的脊柱侧凸，包括四种基本类型：

(1) 特发性脊柱侧凸，最常见。

(2) 先天性脊柱侧凸，常伴有僵硬和后凸畸形。

(3) 麻痹性脊柱侧凸。

(4) 肌源性脊柱侧凸。

2. 退变性成人脊柱侧凸　退变性成人脊柱侧凸是指成年以后新出现的侧弯，这类侧弯曾被称为“老年性腰椎脊柱侧凸”，其病因尚不清楚，诊断这种侧弯的唯一依据是既往 X 线片无侧弯，侧弯是新出现的，而不是原有侧弯进展而来。

【治疗】 成人脊柱侧凸治疗包括非手术疗法与手术治疗。

1. 非手术治疗的基本方法与治疗其他慢性、疼痛性脊柱疾患一样，包括锻炼和使用非甾体抗炎药物。药物和锻炼并不能防止侧弯加重，但能保持其具有柔韧性。少量有氧运动（如骑车和游泳等）有助于预防骨质疏松。药物预防和治疗骨质疏松也十分重要，如使用雌激素和钙剂。矫形支具的作用并不清楚，因为尚无证据表明支具可以预防成人侧弯的发展。

2. 手术治疗 手术适应证如下：

（1）疼痛：最常见的手术适应证，但最关键的是要找到疼痛的原因，并确定是否可应用手术加以解决。

（2）畸形：预防畸形的进一步发展更为重要。年龄35岁以下、畸形明显（特别是侧弯位于腰段或胸腰段，Cobb角＞45°）的患者，尤其是女性，其侧弯不可避免地加重并产生疼痛。

（3）神经系统受累：成人侧弯出现神经系统症状也是手术的适应证。

（4）美容：改善成人脊柱侧凸的外观并不是绝对手术适应证。

第四节 神经肌肉型脊柱侧凸

【概述】 神经肌肉型脊柱侧凸是指人体神经-肌肉传导通路的病变所导致的脊柱冠状面上的畸形。多种疾病可以导致神经肌肉型脊柱侧凸畸形，这些疾病的共同特点是神经整合通路（脑，脊髓，周围神经，神经-肌肉，肌肉）中的任一环节中断。这些患者通常表现为头颈及躯干平衡的丧失。这些疾病虽然病因各不相同，但是它们在临床特点、自然史、评价以及处理等方面存在许多相同的特点和模式。疾病最终表现为肌肉的异常，表现方式为肌张力降低（弛缓性），肌张力增高（痉挛性）等。

【分类】 见表15-1。

表15-1 神经肌肉型脊柱侧凸分类

神经源性疾病（neuropathic）	肌源性疾病（myopathic）
上神经元病变（upper motor neuron）	多发性关节挛缩（arthrogryposis）
1. 大脑瘫（cerebral palsy）	肌营养不良（muscular dystrophy）
2. 脊髓小脑变性（spinocerebellar degeneration）	Duchenne肌营养不良 limb-girdle肌营养不良
Friedreich共济失调	面-肩胛-肱骨营养不良
Charcot-Marie-Tooth病	纤维比例失调（fiber-type disproportion）
Roussy-Levy病	先天性肌张力低下（congenital hypotonia）
3. 脊髓空洞症（syringomyelia）	肌萎缩性肌强直病（myotonia dystrophica）
4. 脊髓肿瘤（spinal cord tumor）	
5. 脊髓外伤（spinal cord trauma）	
下神经元病变（lower motor neuron）	
1. 脊髓灰质炎（poliomyelitis）	

续表

神经源性疾病（neuropathic）	肌源性疾病（myopathic）
2. 其他病毒性脊髓炎（other viral myelitides） 3. 创伤（traumatic） 4. 脊髓性肌萎缩（spinal muscular atrophy） Werdnig-Hoffmann 病 Kugelberg-Welander 病 5. Riley-Day 综合征	

【治疗】

1. 非手术治疗　在治疗中，应注意防止直立状态下姿势性脊柱侧凸的加重。同时，必须明确非手术治疗不是矫正脊柱畸形，而是在脊柱生长期有效地控制脊柱生长，推迟手术时间。

神经肌肉型脊柱侧凸的支具治疗：多采用胸-腰-骶支具。支具治疗绝对不应作为神经肌肉型脊柱侧凸的最终的治疗手段。

2. 手术治疗　手术治疗是治疗神经肌肉型脊柱畸形的主要方法。

术前应评估患者是否能耐受脊柱重建手术，术前应详细地对患者询问病史和进行体格检查，此外还包括：①心肺功能评价；②泌尿系统状况；③可能的进食困难；④代谢性骨病；⑤癫痫疾病等。

手术治疗的原则是在稳定而平衡的骨盆上维持脊柱在矢状面和冠状面的稳定与平衡。这样可以改善肺功能，提高坐、立能力以及维持头颈平衡等。

第五节　先天性脊柱畸形

先天椎体畸形可分为分节不良型、形成障碍型、混合型，这些畸形多因畸形椎体生长发育所致，可以出现在椎体环的任一部分。椎环生长潜能丧失的区域不同，产生的畸形有纯侧凸畸形、纯后凸畸形、纯前凸畸形、侧凸加后凸或侧凸加前凸畸形。椎体畸形的生长方式、发展速度及最终的严重程度决定于畸形类型和畸形区椎体的生长潜能。

一、先天性脊柱侧凸

【概述】 先天性侧凸分为形成障碍、分节不良及混合畸形，通常侧凸常伴有矢状面上的畸形，即为侧前凸与侧后凸畸形。胸腰段侧凸预后最差。两岁以前 Cobb 角已大于 50°，预后最差。预后从好到差依次为单侧未分节骨桥、双凸侧半椎体、单个凸侧半椎体，阻滞椎（block vertebra，即双侧分节障碍）预后最佳。某些畸形（例如单侧骨桥）一定会发展。

半椎体可以是单发的或多发的，也可以是平衡的或不平衡的。此外，根据半椎体与邻近椎体关系，分为嵌合型、非嵌合型，嵌合型半椎体像楔子一样被塞入两个椎体间，并不改变脊柱轮廓。它与邻近椎体的关系很重要（完全分节型、半分节型、不分节型），因为这可以判定侧弯凸侧的生长潜能。对侧半椎体通常不会进展一般不需治疗。单发半椎体，是最常见畸形，存在进展与不进展两种可能，临床上很难预测其预后。患者应密切随访，一旦畸形发生，则行融合术。在腰骶段的半椎体由于其下方无代偿节段，通常会产生明显失代偿，这些患者可能出现严重躯干倾斜，这种倾斜最终将导致产生难以矫正的畸形；另一种易出现失代偿的椎体畸形在颈胸段，由于颈椎平衡颈胸段侧弯的能力有限，因而患者易出现头倾斜。

【治疗】

1. 非手术治疗

（1）观察：主要是观察侧凸畸形是否发展。观察仅适用于自然史不清楚的病例，在半椎体或混合畸形中观察可起到一定作用，而对于一侧骨桥形成的患者则不适宜观察。观察方法：每 4～6 个月随诊一次。常规行站立位脊柱全长正侧位 X 线检查，对不能站立的婴幼儿可行卧位 X 线检查。人发育过程中有两次快速生长期：出生后的前四年和青春期生长发动期，在这两个期间内观察尤为重要。

（2）支具治疗：先天性脊柱畸形支具治疗的禁忌证是：①短节段僵硬侧凸；②一侧未分节骨桥；③先天性后凸。

支具治疗目标是在保证可接受的脊柱对线条件下，控制侧弯发展。在治疗中必须从临床以及影像学两方面严密观察。如果支具治疗中侧弯仍然加重，那么应行手术治疗。支具治疗仅在可以有效地控制侧弯时才能继续采用。

2. 手术治疗　先天性脊柱侧凸的手术方法主要有以下四种：①凸侧生长阻滞（前路单侧骺板阻滞和后路单侧关节突关节融合）；②后路脊柱融合；③前后路联合脊柱融合；④半椎体切除。

二、先天性后凸畸形

【概述】 后凸畸形虽然较侧凸少见，但是如果不加以正确治疗，那么后果严重，甚至可以引起瘫痪。

先天性后凸的病因有形成障碍和分节不良。前者较常见，如果椎体形成障碍单纯在前部，可产生后凸；如果椎体形成障碍在前外侧（后角半椎体），则可引起后侧凸。形成障碍所引起的后凸畸形通常是进展的，如果不经治疗或治疗错误，可产生瘫痪，生长的不平衡使后凸加重。

椎体前方分节不良所导致的后凸畸形相对少见，它们可以是单水平，也可以是多水平的，可以产生圆背。一般情况下，分节不良所致的后凸畸形多起病于少年后期，在早期很难与 Scheuermann 病相鉴别，但是随着时间的推移，脊柱前方进行性骨化逐渐明显，前方骨桥和后方持续生长两种因素同时作用，最终导致进行性后凸。

【治疗】

1. 非手术治疗　非手术治疗对于先天性后凸无效，其自然发展多预后不良，因而需手术治疗。

2. 手术治疗　先天性后凸的手术方法：①凸侧生长阻滞；②后融合；③前后路联合融合。

三、先天性前凸畸形

【概述】 先天性前凸畸形较为少见，其病因多为椎体后方的分节不良，而后方形成障碍所导致前凸少见，未分节骨桥如果单纯在后方，可导致前凸；但骨桥更多见于侧后方，易产生侧前凸，侧凸占优势的病例前文已经讨论过。

分节不良区域通常累及多个节段，其发病机制主要是椎体前方的异常生长产生畸形。随着前凸的增加，脊柱到胸骨距离下降，肋骨在呼吸中的作用也产生变化，最终导致通气障碍、呼吸衰竭，甚至死亡。

【治疗】

1. 非手术治疗　先天性前凸多呈进展性，所以非手术治疗无效，所有病例都应手术治疗。

2. 手术治疗

第四篇　运动系统畸形

第十六章　先天性髋关节脱位

【概述】是指婴儿出生后髋臼发育不良，股骨头脱位等一系列先天性畸形。

【诊断】

1. 临床表现

（1）典型表现及体征：①女婴多发；②患侧会阴部增宽，双侧脱位者更明显。患侧内收肌紧张，患髋外展活动受限，且处于屈曲位，蹬踩力量低于另一侧；③双侧大腿内侧皮肤皱纹不对称，患侧皮纹皱褶增多、加深，但有假阳性，假阴性；④患侧肢体较健侧短缩；⑤牵动患侧下肢时，有弹响声或弹响感。

（2）特殊查体：当疑有先天性髋关节脱位时，可做下列检查以明确诊断：

1）屈膝、屈髋外展试验：若两髋、两膝各屈至 90°后外展不能达到 70°～80°，应怀疑本病；若只能外展至 50°～60°则为阳性；若只能外展至 40°～50°为强阳性；若听到弹响后才能外展至 90°者，表示脱位已复位。

2）Galeazzi 征：患儿仰卧，屈膝屈髋 90°时，患侧膝关节低于健侧，称为 Galeazzi 征阳性。

3）Ortolani 试验：婴儿仰卧，助手固定骨盆，检查者一手拇指置于股骨内侧正对大转子处，其余四指置于股骨大转子处，另一手将同侧髋、膝各屈曲 90°并逐渐外展，同时四指将大粗隆向前、内推压，可听到弹响或感到弹跳，这是脱位的股骨头滑入髋臼所产生，即为 Ortolani 试验阳性，也称弹进试验阳性。据此即可诊断先天性髋关节脱位。

4）Barlow 试验：操作方法与 Ortolani 试验相反，检查者内收双髋时，用拇指向后方推压股骨大转子，此时检查者可感到另一个弹动声音，说明股骨头脱出髋臼，即为阳性，也称弹出试验阳性。

Ortolani 试验和 Barlow 试验只适用于 3 周内的新生儿，因 3 周后软组织发育已较成熟，本法不可靠而且易造成损害。

2. 检查

（1）婴儿出生后作超声波检查可早期发现此症。

（2）X 线检查：患儿生后 4 个月应拍包括双髋关节的骨盆正位片，检查髋臼发育情况和股骨头位置，明确诊断。可测量下列指标：

1）髋臼指数：也称髋臼角，正常应小于30°，若大于30°应怀疑先天性髋关节脱位或髋臼发育不良。

2）Perkin方格：骨盆正位片上，通过双侧髋关节髋臼“Y”形软骨顶点画一直线并向两侧延长，再由髋臼外上缘向该线画垂线，而将髋臼分为四个区，即为Perkin方格。正常情况下，股骨头的骨化中心、股骨颈喙突在内下区内。如超过此区，根据程度不同分为半脱位或脱位。

3）Shenton线：正常情况下，闭孔上缘和股骨颈内缘可连续成一完整的弧形曲线，即Shenton线。髋关节半脱位或脱位时，此线不连续。

4）患侧股骨颈前倾角加大。股骨颈越短，前倾角越大。

5）股骨头骨化中心较健侧小。

3. 对于脱位期即站立行走后的患儿的检查则应注意：

（1）行走开始的时间较正常小儿晚，步态跛行（单侧髋脱位）或摇摆（双侧髋脱位）。

（2）臀部扁而宽，股骨大转子突出。如为双侧脱位，则会阴部增宽、臀部后耸、腰前突增大、患侧股内收肌紧张、髋关节外展受限。

（3）“打气筒”征：推拉患侧股骨时，股骨头如“打气筒”可上下移动。

（4）Galeazzi征阳性。

（5）Trendelenburg征：即单足独站试验。用一足站立时，在正常情况下，因臀中肌、臀小肌拉紧，对侧骨盆必须抬起，方能保持身体的平衡。若站侧有先天性髋关节脱位，因臀中、小肌松弛，对侧骨盆不但不能抬起，反而下沉，称Trendelenburg征阳性。

【治疗】 治疗越早，效果越好，根据年龄不同治疗方法也有所不同。

1. 新生儿（出生至6个月） 为非手术治疗的最佳时机。方法是将两髋保持屈曲外展位，保证股骨头复位，具体方法是使用简单的支具如尿裤、连衣袜套等。

2. 婴儿（6～18个月） 闭合复位或切开复位。为了使闭合复位成功，复位前应先采用双下肢持续皮肤牵引2～3周，使股骨头下降，并使髋关节周围的肌肉、韧带松弛。手法复位后应用外固定支架保持两髋屈曲外展位，时间3个月左右。闭合复位失败者可切开复位，切断内收肌肌腱，复位后蛙形石膏固定。每3个月更换一次，固定时间6～9个月。

3. 学步儿童（18～36个月） 若病理改变固定，应切开复位。后蛙形石膏固定。每3个月更换一次，固定时间6～9个月。解除固定后，应加强功能锻炼。

4．3岁以上患儿　主要采用手术治疗，充分松解髋关节周围挛缩的肌肉、韧带组织，在切开复位的基础上，纠正髋臼、股骨上端骨性畸形，方法有：

（1）Salter骨盆截骨治疗术：原理是改变髋臼方向，使髋臼向前下方移位，更好覆盖股骨头，此手术为18个月至6岁患儿首选的手术方法。

（2）骨盆内移截骨术：即Chiari截骨术，主要适用于青少年患者。

（3）髋臼成形术：也称髋臼造顶术，主要目的在于增加髋臼对股骨头的覆盖面积，恢复髋臼上部的正常弧形结构，适于大年龄儿童髋关节脱位、髋臼发育不良、髋臼指数大于45°者。

第十七章　先天性马蹄内翻足

【概述】先天性马蹄内翻足是指包含有踝跖屈、足内翻、足前部内收和胫骨内旋四种畸形因素的先天性畸形，为最常见的足部先天畸形。

【诊断】

1. 临床表现　可见一侧或两侧足部，程度不等的马蹄内翻畸形，轻者可扳正，重者只能部分扳正。至小儿走路时，开始用足尖或足外缘走路并形成胼胝，步态不稳。

2. X线检查　侧位片见距骨与第一跖骨纵轴线不在一条直线上，跟距角小于20°；正位片见跟骨轴线与第5跖骨不连成一条直线。

【治疗】

1. 非手术疗法

（1）手法扳正：应尽早开始治疗，生后1～2周即可开始。可皮下切断其挛缩之跟腱不用缝合。一手固定足跟部，另一手纠正足内翻及足部内收，反复多次，手法应轻柔。待数周后，可用绷带将足部包扎固定于矫正位，也有使用石膏者。数月后，可使用矫形足托或双侧Denis-Brown夹板固定。此法适用于1岁以内患儿。

（2）手法扳正、石膏固定法：适用于1～3岁患儿，双侧畸形可同时矫正。将畸形的组成部分按一定程序逐个予以矫正，然后用石膏管型固定。主要步骤如下：①先矫正足的内收及内翻；②再矫正足跖屈；③跟腱切断；④皮下跖腱膜切断；⑤管形石膏将足部固定于矫正位（要求包石膏时无须施加任何力量即可将足部固定于矫正位）。此手法可以一次完成矫形，也可分期逐步进行。

2. 手术疗法　非手术疗法不满意或畸形复发者，可考虑手术治疗。

第十八章 膝 内 翻

【概述】 膝内翻也称“O”形腿，指腿向外弯曲畸形。往往同时存在股骨外旋、胫骨内旋及足外翻畸形，甚至出现扁平足。

【诊断】

1. 临床表现

(1) 双膝关节伸直双踝并拢时，双膝明显分离。小儿行走时下肢不稳，呈摇摆步态，易绊倒。

(2) 测下肢轴线，可见髌骨位于髂前上棘与一、二趾间连线外侧而不在连线上。两踝内侧并拢时测量两膝间距离可反映病变程度。

2. 检查

(1) 应拍站立位下肢全长X线片。测量股骨与胫骨长轴成角度数。

(2) 对怀疑由于代谢性失调所导致畸形时，血液和尿Ca、P、ALP对诊断有意义。

3. 诊断标准 双膝关节伸直双踝并拢时，双膝明显分离。结合查体与下肢全长X线测量股骨与胫骨长轴成角度数可确定诊断。

【治疗】 治疗目的是改善或维持等长、矫直的下肢，缓解疼痛和保证行走稳定。

1. 3岁以下小儿一般不需要手术，体位性膝内翻一般可在发育中自行纠正，或仅使用足弓支持垫或矫形鞋。

2. 佝偻病性膝内翻应先治疗佝偻病，待病情稳定后再考虑手术治疗。

3. 膝内翻矫形手术原则 是靠近畸形显著部位截骨，方法可酌情选择楔形切除、横断或“Y”形截骨法，并注意矫正内旋畸形。术后石膏固定。

第十九章 膝 外 翻

【概述】 膝外翻是指下肢向内弯曲畸形，也称“X”形腿。

【诊断】

1. 临床表现

（1）双膝伸直并靠拢时，双踝显著分开。可发现髌骨不稳如半脱位。

（2）测量下肢轴线时，髌骨不在髂前上棘和一、二趾间连线上而位于连线内侧。

2. X线检查 可准确显示骨骺状态、骨质密度，并可定位畸形部位和测量角度。常伴股骨内旋和胫骨外旋。

3. 诊断标准 根据双膝伸直并靠拢时，双踝显著分开；结合查体与下肢全长X线测量股骨与胫骨长轴成角度数可确定诊断。

【治疗】

1. 7岁以下小儿 除非畸形特别严重或有特殊病因需要处理者外，一般无需治疗。10岁以上儿童较明显的膝外翻畸形不可能自行矫正，应考虑手术治疗。

2. 膝外翻畸形矫正术，应根据畸形发生的部位选择在股骨远端或胫骨近端进行。多数做股骨髁上截骨矫形术。术前应根据X线片明确矫正度数，并注意保留10°左右的生理外翻角。在矫正外翻畸形的同时，应注意矫正外旋畸形。

第二十章　足踇外翻

【概述】 足踇外翻是指踇指向外过度倾斜而引起的综合性畸形及前足痛，较常见。

【诊断】

1. 临床表现　可见踇趾斜向外侧，而踇趾跖关节外翻并有侧向半脱位，第一跖骨内侧隆起有滑液囊肿形成，第一跖骨内翻。第二趾抬起而与踇趾重叠形成垂状趾，趾关节背侧由于受到鞋面挤压而产生痛性胼胝。

2. 检查　X线检查可见第一跖骨头内侧骨赘。

3. 根据病史、临床表现及检查可确定诊断。

【治疗】 重在预防，穿合适的鞋子。轻度患者可在第一、二趾间夹棉垫，夜间在踇趾内侧缚一直夹板矫正畸形。畸形严重且疼痛明确者，可行手术治疗。

第五篇　骨与关节感染

第二十一章　化脓性骨髓炎

化脓性骨髓炎是化脓性细菌所引起的骨膜、骨质和骨髓的炎症。最常见的致病菌是金黄色葡萄球菌和溶血性链球菌。感染途径有三种：①细菌从身体其他感染灶经血行到达骨组织；②细菌从伤口侵入骨组织；③从邻近软组织直接蔓延而来。

一、急性血源性骨髓炎

【概述】　本病的致病菌多来自疖、痈等病灶，在长骨干骺端形成骨脓肿。病变继续扩大，突破骨皮质，形成骨膜下脓肿，再经哈佛管侵入髓腔；也可先侵入髓腔，沿哈佛管到达骨膜下。其病理特点为骨质破坏、骨坏死和反应性新骨形成同时存在。

【诊断】

1. 本病常见于 3～15 岁少年儿童和体质虚弱的人。胫骨和股骨发病率最高。

2. 全身表现　起病急，烦躁不安、食欲减退、全身软弱无力、寒战、体温急剧上升，可达 39℃以上，脉搏加速等。

3. 局部表现　早期在局部有肿胀、疼痛及压痛；当形成骨膜下脓肿后，肿胀及疼痛加重。骨膜下脓肿破入软组织后，疼痛减轻、压痛及肿胀更重，皮肤红、热，可有波动。脓肿穿破皮肤后，肿胀及疼痛减轻。

4. 实验室检查　白细胞计数和中性白细胞计数增高，血沉增速，脓细胞细菌培养阳性，早期血培养也多为阳性。

5. X 线检查　早期无骨质改变，仅见周围软组织肿胀。一般在发病 2 周后才出现干骺端模糊、轻度骨膜反应等。3 周后出现骨膜增厚，以后出现骨破坏、死骨和新生骨。放射性核素对急性骨髓炎是一种很敏感而特异的检查（准确率近 90%）；CT 对骨盆、足部的骨髓炎诊断有价值；MRI 虽能早期诊断骨髓炎，但由于其价格昂贵，对患儿还需进行一般性麻醉、镇静，因此为非常规使用方法。

【治疗】　早期诊断和早期治疗是成功的关键。

1. 全身治疗

(1) 抗生素的应用：首先选用对葡萄球菌有效的抗生素，如果在 3 日内无明显疗效，则应及时调整抗生素。尽快根据培养出的致病菌种，找出敏感抗生素。对危重患者采用静脉或肌肉注射，病情稳定后改为口服。连续用药要超过 3～4 周。停用抗生素要具备下述条件：①体温正常一周以上；②局部症状、体征消失；③白细胞计数及分类均正常；④在 X 线片上看到修复现象。

若停药过早，虽然全身情况好转，但急性炎症仍可能复发或局部病变继续发展而转为慢性骨髓炎。

(2) 加强支持疗法及对症治疗：输液可以纠正脱水、维持水及电解质平衡，预防酸中毒。此外，要注意休息、增加营养，必要时少量多次重复输新鲜血。根据需要应用镇静、止痛及退热药物。

2. 局部治疗　在抗生素应用 12～24 小时后，早期处理局部病变。

(1) 局部减压，切开引流：是常用而且有效的治疗方法，早期切开引流，排出脓液，减少毒素吸收，可减少发生败血症的机会。

(2) 患肢抬高及制动：应用石膏、夹板或牵引，可使患肢休息及抬高，减少扩散，减轻肌肉痉挛与疼痛，防止畸形或病理性骨折等。

二、慢性骨髓炎

【概述】 慢性骨髓炎多是由于急性血源性骨髓炎治疗不及时或不彻底发展而来。少数病例是由开放性骨折、战伤继发感染或由于致病菌毒力较低、患者抵抗力较强而致。后者病变范围多较局限。

【诊断】

1. 病史　既往有急性血源性骨髓炎的病史或开放性骨折病史。

2. 临床表现　炎症静止期可无全身症状，发作时则出现；患者消瘦、贫血，呈慢性病容；持续或间断低热、局部肿痛；可有经久不愈或时愈时发的窦道。窦道不断排脓，可排出小死骨；患肢增粗变形，皮肤色暗、薄而易破或形成溃疡。出现在关节附近，则可出现关节挛缩。

3. X 线检查

(1) 平片：可见骨质增厚、骨弯曲畸形、硬化、不规则骨腔和大小不等的密度增高的死骨。

(2) 窦道造影：可进一步了解窦道与骨腔及死骨的关系。

【治疗】 慢性骨髓炎的治疗原则是消除骨腔的感染、摘除死骨或存留异物、切除硬化瘢痕及窦道。手术前作脓液培养，找出致病菌及敏感抗生素，以便手术前后应用。

1. 病灶清除术　骨腔较浅时，直接缝合伤口。有皮肤缺损时，可行皮瓣移植。若骨腔较大，可选用下述方法解决：①碟形手术；②带蒂肌瓣填充术；③灌洗疗法；④骨腔植骨术；⑤庆大霉素珠链植入。

2. 病灶切除术　对不重要部位如腓骨中上段、髂骨、肋骨、股骨大转子、桡骨小头、尺骨下端、肩胛骨等部位的慢性骨髓炎，可将病变部位大块切除，不影响功能，疗效也较好。

3. 截肢术　应用极少。其指征为：①长期不愈的窦道伴有皮肤癌变者；②破坏广泛，肢体功能丧失者；③严重感染不能控制，必须截肢才能保存生命者。

第二十二章　化脓性关节炎

【概述】 由化脓性细菌所引起的关节内感染称为化脓性关节炎。致病菌多为金黄色葡萄球菌。血行性感染较多见。常依据细菌对关节的侵袭及关节的反应，渗出情况将化脓性关节炎分为三个病理阶段：早期为浆液性渗出期，表现为滑膜充血、水肿、白细胞浸润、渗出液增多呈淡黄色；炎症继续发展，进入浆液纤维蛋白渗出期，滑膜增厚并有纤维蛋白斑块和肉芽组织形成，关节软骨尚未受累。关节液呈絮状，愈合后关节内有粘连形成，关节功能部分受损；当渗出液转为脓性，则进入脓性渗出期，脓液内含有大量细菌和中性白细胞，死亡的多核白细胞释放出蛋白分解酶时，将关节软骨溶解，滑膜破坏加重，关节将发生纤维性或骨性强直。

【诊断】

1. 典型表现

（1）多见于小儿，最常受累的部位为髋关节和膝关节。

（2）全身表现：起病急、寒战、高热、全身不适、食欲下降、白细胞计数增高，血培养可阳性。

（3）局部表现：受累关节剧痛、肿胀，活动受限。

2. 查体 受累关节红、肿、热、压痛，活动受限。浅表关节可有波动感。深部关节肿胀不易被发现。受累关节可发生关节挛缩，甚至出现半脱位或脱位征象。

3. 检查

（1）X线表现：早期见关节周围软组织影扩大，关节间隙稍增宽，晚期关节间隙变窄或消失，发生纤维性或骨性强直。有时尚可见骨骺滑脱或病理性关节脱位。

（2）关节穿刺和关节液检查是确定诊断和选择治疗方法的重要措施。早期关节液增多、混浊，晚期则呈脓性。涂片检查可发现大量白细胞和细菌。细菌培养可鉴别菌种并找出敏感抗生素。

（3）实验室检查：急性期白细胞计数升高，超过$10\times10^9/L$，血沉增速，血及脓细胞细菌培养阳性。

【诊断】

1. 初步诊断　起病急，寒战、高热、全身不适，并出现小儿髋关节或膝关节剧痛、肿胀，活动受限。

2. 确定诊断　初步诊断证据伴典型X线、关节穿刺和关节液检查阳性结果、实验室检查显示白细胞计数增高，血培养可阳性。

【治疗】

1. 一般治疗

(1) 加强支持疗法的同时，早期大剂量联合应用抗生素，并根据关节液细菌培养、药敏检测，及时调整抗生素。

(2) 应用石膏、夹板或牵引等方法固定患肢于功能位。

2. 穿刺治疗　关节穿刺吸出渗出液，用生理盐水冲洗后注入抗生素溶液。

3. 手术治疗

(1) 当关节液黏稠，脓液不易吸出时，则应切开关节，排除脓液及坏死组织，用大量生理盐水冲洗后，注入抗生素，缝合伤口。术中也可置入两个硅胶管，进行持续冲洗和引流。

(2) 关节强直于非功能位置时，多采用截骨矫形术、关节切除融合术、关节成形术或人工关节置换术治疗。

(3) 陈旧性病理性脱位者，可行关节融合术或人工关节置换术治疗。

4. 康复治疗

(1) 局部炎症消退后，及早开始肌肉收缩锻炼。可早期应用关节持续被动活动器（CPM）锻炼。

(2) 已有畸形者，应用牵引方法逐步矫正。

第六篇　骨与关节结核

第二十三章 概　　述

结核菌通过循环系统侵入骨或关节内而造成一系列的病理变化，产生临床症状，称为骨与关节结核。此病绝大多数继发于肺结核。始于肺部下叶或中叶，结核杆菌易通过淋巴结扩散，并通过血流侵犯其他任何器官。

全身症状轻重不一，一般为慢性发病过程，多为低热，消瘦等症状，如合并感染，可有高热、伤口流脓等。红细胞沉降率多增速。

局部症状发展缓慢，早期多为偶然的关节疼痛，逐渐加重并转为经常疼痛，活动时疼痛加重，有压痛，疼痛可放射至其他部位，如髋关节结核疼痛常放散至膝关节。因此，患者主诉膝关节疼痛时应注意检查髋关节。因活动时疼痛而有肌痉挛，致使关节的自动和被动活动受限，持久性肌痉挛可引起关节挛缩或变形，患肢因废用而肌肉萎缩。在晚期因骨质破坏或骨骺生长影响，形成关节畸形、病理脱臼或肢体短缩等。在脊椎结核因骨质破坏、椎体塌陷及脓肿、肉芽组织形成，可使脊髓受压而发生截瘫。脊椎结核和其他关节结核常有寒性脓肿，如穿破可合并感染使症状加重，形成窦道伤口长期不愈。

【诊断】 诊断主要从以下几方面进行：

1. 临床症状　根据病史、结核接触史及上述全身和局部症状进行诊断。应注意早期确诊。

2. X线检查　早期X线片可无明显改变，以后有骨质疏松，关节间隙变窄，以及骨质破坏和寒性脓肿，但少有新骨形成。必要时应与对侧关节对比。

3. 实验室检查　红细胞沉降率多增速。在儿童有可疑时可作结核菌素试验，如48小时内对1/1000结核菌素皮内试验为阴性，可排除结核感染；如临床诊断明确则可不作，以免皮肤反应过强，也可先用1/10 000结核菌素作皮内注射试验。有关节积液时可作穿刺实验室检查，查结核菌；有时需作培养及动物接种，必要时做活体组织检查。

【鉴别诊断】 注意与化脓性关节炎、类风湿关节炎等相区别。化脓性关节炎全身症状严重，常有败血症现象，发病急，高热，白细胞数增高；局部有急性炎症表现；关节抽液有脓液，显微镜下有脓球、细菌，培养有化脓性细菌。类风湿关节炎为多数关节受累，病情轻重有交替，无脓肿形成；关节抽液多为草黄色，无细菌。

【治疗】

1. 全身治疗 支持疗法、增加营养、抗结核药物。化疗原则：早期、规律、全程、适量、联合用药。

2. 局部治疗

(1) 关节制动，脓肿穿刺，局部注射异烟肼。

(2) 手术清除病灶：滑膜切除，脊髓减压，关节融合，人工关节置换。

第二十四章　关节结核

一、单纯滑膜结核

【概述】 滑膜分布于关节囊纤维层的内面，附着在关节软骨边缘附近，当结核杆菌侵入滑膜形成结核性滑膜炎，尚未侵及关节软骨面时称为单纯性滑膜结核。滑膜因结核刺激致使充血、肿胀，并产生炎症性浆液渗出。

【治疗】 早期滑膜处于充血水肿和炎症浸润阶段，采用全身和局部用抗结核药物为主的非手术治疗，辅以休息、加强营养和局部间断固定。成人大关节可局部注射抗结核药物，若局部注射无效，或病变继续进展，无手术禁忌证，可作滑膜切除术。对于就诊较晚的患者，滑膜已有显著增殖、肥厚，应及时行滑膜切除术。

二、单纯骨结核

【概述】 结核杆菌侵犯关节部位的骨组织引起骨的破坏，根据关节结核骨破坏的部位可分为边缘型和中心型松质骨结核，中心型骨结核由于距离周围软组织较远、血运较差，表现为浸润及坏死为主的病变。而边缘型由于一侧接近软组织，局部血运好，多无死骨形成。

【治疗】 如无明显死骨病灶，离关节较远，近期内无破入关节的危险，可采用非手术治疗。伴有明显的脓肿者，应定期穿刺抽脓，每周一次，并于脓腔内同时注入抗结核药物。位置浅的骨病灶，如大关节的边缘型结核，或手足骨结核，也可定期在病灶内直接注入抗结核药物。局部有死骨或瘘管、经久不愈及骨病灶离关节较近，保守治疗无效者，应及时行病灶清除术。

三、全关节结核

【概述】 其是由单纯的骨、滑膜结核发展而来，结核病变突破原来的初发部位（骨及滑膜），进入关节腔，侵入关节软骨，同时累及关节的三大组成部分，使关节功能受到破坏，而发生全关节结核。根据关节软骨面破坏的程度，又将其分为早期和晚期全关节结核。

早期全关节结核已同时侵及骨、关节软骨面和滑膜，但仍以初发部位为主，关节软骨面的破坏较小也不甚严重，破坏脱落的软骨面，不到整个关节软骨总面积的 1/3，在及时正确的治疗下大多能获得治愈，并能在最大限度上保留关节功能。

晚期全关节结核关节面软骨广泛破坏、广泛剥离脱落，关节腔内有大量脓液、结核性肉芽组织和干酪液化坏死物，关节功能全部或大部分丧失，甚至出现关节的屈曲畸形、纤维性强直。因关节已破坏，可采用保守治疗，保守治疗无效者，可行病灶清除术。对于成年人的晚期全关节结核，根据患者的要求、局部的病变程度，可采用关节融合术、关节切除术、截骨术或关节成形术。但应注意在关节结核治疗的过程中不能忽视全身治疗，包括休息、营养支持及全身抗结核药物的使用，手术只是治疗的一个组成部分。

【治疗原则】 若无手术禁忌，尽快行滑膜切除和病灶清除，可使病变尽快停止进展，维持关节的功能。手术时应注意：

1. 彻底清除病灶，避免遗留病灶或脓肿。

2. 尽可能不破坏关节的稳定性，便于术后早期开始关节的功能锻炼。

第二十五章 脊柱结核

脊柱结核根据脊椎病变的部位可分为椎体结核和椎弓结核。

一、椎体结核

【分类】

1. 椎体中心型结核　以椎体破坏骨坏死为主，常形成死骨，少数患者死骨吸收后形成空洞，空洞内充满脓液和干酪样物质。

2. 椎体边缘型结核　以溶骨性破坏为主，死骨较小或无死骨，椎体上、下边缘的结核易侵犯椎间盘。

3. 椎间盘结核　表现为受累的椎间隙狭窄及椎旁脓肿，临床上单纯的椎间盘结核少见。

【治疗】　椎体结核是全身结核感染的局部表现，在全身治疗的前提下行局部治疗包括局部制动、后路植骨融合、前路植骨融合和病灶清除术。

1. 局部制动　自使用抗结核药物以来，对局部制动强调严格睡硬板床休息即可，儿童患者有时则需要石膏床制动。颈椎和腰椎结核患者可应用外部支具制动，对颈椎不稳合并脊髓压迫者可采用牵引治疗，包括 Glisson 枕颌带或颅骨牵引。

2. 后路植骨融合术　适应证为：

（1）椎体病变已静止，但脊柱不稳。

（2）前路植骨失败，或前路植骨不够坚强。

（3）病灶清除时，发现脊柱不稳，而又未做前路植骨者。

（4）椎间隙狭窄、病变局限、无死骨及脓肿病灶者。

3. 前路植骨融合术　常与病灶清除术同时进行，适用于：①椎体破坏严重，病灶清除后脊柱不稳定或残留较大的骨空洞。②椎板切除术后，后路植骨融合困难者。禁用于：①儿童椎体的骨化中心太小，脊柱活动度大，植骨片不稳定，植骨块易于发生移位。②高龄、身体过度虚弱，对手术的耐受力差。③病灶暴露不充分，病灶清除不彻底，植骨块容易变成死骨。④严重的混合感染者不宜采用前路植骨融合术。

4. 病灶清除术　通过手术彻底清除死骨、脓肿、干酪样坏死物质、坏死的椎间盘，凿除硬化的骨腔洞壁，切除纤维化的瘘管，由于颈、胸、腰、骶椎具有不同的特点，因而病灶清除的入路应根据病变的部位采用相应的入路，选择的入路以能充分暴露病灶为原则。其适应证：

（1）病灶内有较大的死骨。

（2）病灶内或周围有较大的脓肿，不易自行吸收。

（3）窦道经久不愈。

（4）合并有脊髓压迫症状。

二、椎弓结核

【概述】 椎弓结核继发于椎体结核或与椎体结核同时并存，孤立性椎弓结核少见。

【治疗】 由于椎弓的血运丰富，周围有丰富的肌肉包绕，死骨小，病灶易被吸收，通常采用非手术治疗即可。合并有脓肿、窦道或脊髓、神经根压迫者则需采用手术治疗，根据脓肿和病变的部位，采用不同的手术入路，横突、椎弓根的病变选肋横突切除入路；棘突、椎板及关节突病变选后正中入路。当病灶清除后，合并有脊柱不稳者，应同时行脊柱的融合以保持脊柱的稳定性。

三、脊柱结核治疗原则

对脊柱结核应遵循综合治疗的原则，化疗是整个治疗的基础，手术是重要的辅助措施。就手术而言，彻底的病灶清除、充分的脊髓减压及良好的脊柱稳定性重建是应重视的三个方面。内固定技术用于脊柱稳定性的重建，明显提高了疗效，但在内固定指征的确定、方式的选择、手术时机的判定等方面认识有待深入。

第二十六章　骨盆结核

【概述】 骨盆由髂、耻、坐骨构成，髂骨在后侧与骶骨构成骶髂关节，根据结核菌侵犯的部位可分为骶髂关节结核、坐骨结核、耻骨结核及髂骨结核，但以骶髂关节结核最为多见。

【治疗】 在全身抗结核治疗的基础上，分为非手术疗法和手术疗法。

1. 非手术治疗　主要适用于早期病变，骨质破坏不严重，无脓肿、死骨或死骨、脓肿较小者，对于体质差或合并其他疾病不宜手术者亦应选择非手术治疗的方法。非手术治疗主要通过抗结核药物配合休息静养、辅以脓肿穿刺、局部注射抗结核药物等方法使病变逐渐静止治愈。

2. 手术治疗　适用于病灶内有较大死骨、脓肿较大、瘘管形成及非手术治疗无效者。手术的目的在于彻底清除病灶内结核性病变物质如干酪样组织、肉芽、死骨及坏死组织和脓肿等，切除瘘管、融合并稳定和融合骶髂关节。

第七篇　骨与软组织肿瘤

第二十七章　骨与软组织肿瘤的分类

上皮类肿瘤（即来源于外胚层或内胚层）根据其发生的部位、分化及生长特点进行分类。由肿瘤细胞产生的细胞外结缔组织也用来协助原发骨肿瘤的分类。肿瘤组织可以产生肿瘤细胞、骨、软骨、纤维组织或细胞外结缔组织等成分，并有良性与恶性之分。骨巨细胞瘤和 Ewing 肉瘤等原发骨肿瘤并不产生特殊的细胞外基质，其来源存在争议。然而，每种肿瘤都可依据镜下观察进行组织学分类，见表 27-1。

表 27-1　骨肿瘤的分类

形成骨基质的肿瘤		
良　性	恶　性	
骨样骨瘤	骨肉瘤（中央型）	骨肉瘤（浅表型）
成骨肉瘤	传统型	骨膜旁型
	扩张型	骨膜间型
	小细胞型	未分化型（骨膜旁）
	低分化型	高分化浅表型
	颚型	
	继发型	
形成软骨基质的肿瘤		
良　性	恶　性	
骨软骨瘤	软骨肉瘤	
内生软骨瘤	传统型（中央型，周围型）	
骨膜间软骨瘤	未分化型	
软骨母细胞瘤	间质型	
软骨黏液样纤维瘤	透明细胞型	
纤维组织来源的肿瘤		
良　性	恶　性	
非骨化性纤维瘤	纤维肉瘤	
促结缔组织增生性纤维瘤	恶性纤维组织细胞瘤	

续表

骨髓/造血组织来源的肿瘤	
良　性	恶　性
	淋巴瘤
	浆细胞骨髓瘤
	粒细胞性肉瘤
神经来源的肿瘤	
良　性	恶　性
神经鞘瘤	恶性周围神经鞘瘤
神经纤维瘤	原始神经外胚肿瘤
	转移性神经母细胞瘤
	Ewing 肉瘤
脊索成分肿瘤	
良　性	恶　性
良性脊索残迹	脊索瘤
血管肿瘤	
良　性	恶　性
血管瘤	血管内皮瘤
上皮样血管瘤	上皮样血管内皮瘤
	血管肉瘤
	血管外皮细胞瘤
上皮肿瘤	
良　性	恶　性
	釉质上皮瘤
	转移性鳞癌
肌肉肿瘤	
良　性	恶　性
平滑肌瘤	平滑肌肉瘤
横纹肌瘤	横纹肌肉瘤
脂肪组织肿瘤	
良　性	恶　性
脂肪瘤	脂肪肉瘤

续表

混合来源肿瘤	
良 性	恶 性
良性间叶瘤	恶性间叶瘤
不明来源肿瘤	
良 性	恶 性
巨细胞瘤	恶性巨细胞瘤
肿瘤样占位性病变	
良性骨占位病变	良性关节占位病变
单纯囊肿	色素沉着绒毛结节性滑膜炎
动脉瘤样骨囊肿	滑膜软骨瘤病

第二十八章　骨与软组织肿瘤的临床分期

骨肿瘤的临床治疗取决于病变的类型、组织学分期以及在宿主体内局部发展的程度。评估以上情况的过程称为肿瘤分期。美国肿瘤联合委员会（AJCC）提出的肿瘤-淋巴-转移瘤（TNM）分期标准在骨肿瘤的应用方面具有一定的局限性（表 28-1）。该分期系统中，T_1 期指局限于皮质内的肿瘤，T_2 期指皮质外肿瘤，发生在骨表面而并不侵犯骨内部的肿瘤准确分期。在骨肿瘤中没有Ⅲ期肿瘤，Ⅰ、Ⅱ、Ⅳ期肿瘤属于转移性肿瘤。此外，该分期系统中的淋巴标准很难用于骨肉瘤，因为后者很少通过淋巴转移。

表 28-1　骨骼肌肉肿瘤的 TNM 分期（AJCC）

分期	分期	肿瘤	淋巴结	转移瘤
ⅠA	$G_{1\sim2}$	T_1	N_0	M_0
ⅠB	$G_{1\sim2}$	T_2	N_0	M_0
ⅡA	$G_{3\sim4}$	T_1	N_0	M_0
ⅡB	$G_{3\sim4}$	T_2	N_0	M_0
Ⅲ	无此期			
ⅣA	任何 G 分期	任何 T 分期	N_1	M_0
ⅣB	任何 G 分期	任何 T 分期	任何 N 分期	M_1

骨骼肌肉肿瘤协会的 Enneking 分期系统根据肿瘤分期和疾病发展程度来分期（表 28-2）。此系统便于理解，适用于良性和恶性的骨肿瘤（无论发生在骨内部还是骨表面）。该系统将肿瘤分为Ⅰ、Ⅱ和Ⅲ级。Ⅰ级和Ⅱ级又根据病变在间隔内和间隔外分为 A（T_1）、B（T_2）两亚型。临床分期只根据肿瘤的组织学分期，除非出现转移现象。G_0 指良性肿瘤，G_1 指肿瘤有局部浸润或低度远处转移倾向。除非有间隔外侵犯，否则都分期为Ⅰ级。G_2 指高度恶性的肿瘤，无论是否有局部侵犯都分为Ⅱ级。任何有远处转移的肿瘤都分为Ⅲ级。

表 28-2 骨骼肌肉肿瘤的 Enneking 分期系统

分期	分期	部位
良性	G_0	
ⅠA	G_1	T_1
ⅠB	G_1	T_2
ⅡA	G_2	T_1
ⅡB	G_2	T_2
Ⅲ	转移（任何 G 分期）	转移（任何 T 分期）

第二十九章　常见的良性骨与软组织肿瘤

一、骨样骨瘤

【概述】 骨样骨瘤是常见的良性骨肿瘤，无转移及恶变。特征是呈类圆形，边界清晰，中心血运丰富（巢），周围有反应性硬化带。骨样骨瘤约占良性骨肿瘤的10％～20％。

【临床表现】

1. 发病高峰为11～20岁，男女比例约为3∶1。多见于胫骨和股骨，肱骨、手足、脊椎各骨次之。

2. 逐渐加剧的局部疼痛，夜间痛明显，常影响睡眠。能被阿司匹林缓解。有固定压痛及局部肿胀。

【辅助检查】

1. X线　在长骨骨干皮质上可见圆形或卵圆形透亮区，称为“瘤巢”，直径多在1cm以内，周围有广泛的硬化骨围绕。瘤巢中心可有钙化，形成典型的“鸡眼征”。肿瘤在松质骨内者，周围的致密反应轻。

2. CT　为低密度的中央瘤巢，周围有硬化的高密度区。瘤巢内有时见钙化影。

3. MRI　骨样骨瘤的硬化与钙化部分在T1、T2加权像上都显示为低信号，瘤巢在T2加权像上显示高信号。

4. 病理学检查　瘤核由不同成熟期的骨质如骨样组织、新生骨小梁和有丰富血管的结缔组织组成。

【诊断】

1. 胫骨和股骨逐渐加剧的局部疼痛，以夜间为显著，常影响睡眠。能被阿司匹林缓解。有固定压痛及局部肿胀，伴典型X线表现。

2. 病理学检查

【治疗】 主要是手术治疗。原则是准确定位、彻底切除。以清除瘤巢为主，同时包括周围部分硬化骨。非甾体抗炎药可缓解症状。

二、骨　瘤

【概述】 骨瘤是一种隆突于骨面的肿瘤，由膜性成骨过程异常而引起组织过度增殖所形成的良性肿瘤。颅骨范围内者极少恶变。多发性骨瘤与肠息肉和软组织肿瘤并存，称为Gardner综合征。

【临床表现】

1. 25岁以前多见，男性多于女性。

2. 单发而局限于颅面骨的扁圆形肿块，质地坚硬而固定，表面皮肤正常。生长缓慢，一般无症状。

【辅助检查】

1. X线表现　边缘光滑的致密圆形骨性突起，没有骨质破坏和骨膜反应，基底部呈波浪状与骨板相接或表现为鼻窦内的骨性突起。

2. CT表现　与正常骨皮质相连的高密度肿物。

3. MRI表现　T1和T2加权像上均为低信号或无信号灶，与原发骨皮质相连续。

4. 病理学检查　间充质细胞产生的正常成熟的骨结构。

【诊断】

1. 单发而局限于颅面骨的扁圆形肿块，质地坚硬而固定，生长缓慢，一般无症状。典型X线表现。

2. 病理学检查。

【治疗】　无症状且不再生长的骨瘤，不需治疗。有下列情况者，可行切除术：

1. 有压迫症状。

2. 有明显畸形。

3. 生长较快或成年后继续生长者。

手术切除范围应包括肿瘤周围少许正常骨质，以防止复发。

三、成骨细胞瘤（osteoblastoma）

【概述】　亦称骨母细胞瘤，为少见的良性骨肿瘤。

【临床表现】

1. 多见于10～20岁的青少年。最常侵犯脊柱，其次为长骨。

2. 无典型临床表现，主要症状为进行性钝痛与肿块，疼痛很少能被阿司匹林缓解。由于好发于脊柱，常有神经症状。

【体格检查】　肿瘤质坚硬，压痛不明显，瘤体直径大于骨样骨瘤。浅表者易触及，深部的肿瘤需经仔细查体方能发现。

【辅助检查】

1. X线表现　局限性溶骨性破坏，皮质变薄，病灶超过1cm，直径常达3～6cm，被中等量反应骨包绕。

2. CT 表现为高低密度混合病灶，与周围分界清楚。

3. MRI 表现在 T1、T2 加权像上为低信号的骨质硬化或钙化区，在 T2 加权还可见高信号夹杂其中。

4. 病理学检查 与骨样骨瘤相似，由成骨细胞与骨样组织构成。

【诊断】

1. 进行性钝痛与肿块；多发于脊柱，肿瘤质坚硬，压痛不明显，瘤体直径大于骨样骨瘤。典型 X 线表现。

2. 病理学检查。

【治疗】

1. 确诊后应及时彻底切除，必要时同时植骨。对脊柱病变者应彻底减压后放疗。

2. 术后复发率高，多次复发可恶变成骨肉瘤。对已明显呈恶变者，结合化疗可行瘤段切除术或截肢术。

四、良性软骨母细胞瘤

【临床表现】

1. 常见于 20 岁以下青少年男性，多发生在长管状骨的骨骺部和骨骺突起部，下肢多于上肢。

2. 局部疼痛、肿胀伴明显压痛，近关节者可引起关节积液影响其活动。

【辅助检查】

1. X 线 位于骨骺或骨突的病变区呈现溶骨性破坏，呈偏心性，其中可见灶状钙化。可合并病理性骨折。

2. CT 位于骨骺或干骺端的病灶呈现低密度，钙化灶为斑点高密度阴影。

3. MRI T1 加权像上主要是低信号区，T2 加权像上为高信号，如果肿瘤内含有较多钙化灶，则在高信号区中可出现斑点状不定形低信号。

4. 病理学检查 是以排列紧密的多角形软骨细胞为主的良性肿瘤。在细胞及基质间，常散在小的钙化灶。

【诊断】

1. 发生在长管状骨骨骺部的疼痛、肿胀伴明显压痛，典型 X 线表现。

2. 病理学检查。

【治疗】 手术治疗为主。最常用刮除植骨术，反复发作和恶性变者应考虑瘤段切除或截肢术。放射治疗可加快其恶变。

五、内生软骨瘤

【概述】 指发生于骨内的软骨瘤。因软骨不能通过软骨内化骨的正常秩序转化为骨组织，为错构性软骨增生。

【临床表现】

1. 好发于青少年，以手足短管状骨的中央部位多见，多在掌、指骨。

2. 发现无痛性肿块呈现不规则球形或梭形，为骨性硬，表面光滑，有轻度疼痛及压痛。合并病理性骨折时可出现剧痛和较明显的肿胀。

【辅助检查】

1. X线　常为一个局限、边缘整齐、呈分叶状的椭圆形透明区，呈中心性生长，骨皮质变薄。肿瘤周围有薄层增生硬化现象，透明区内可见到散在的砂粒样致密点。

2. CT　发生于短骨的内生软骨瘤CT上多呈膨胀性骨质破坏，密度略低于肌肉，骨皮质变薄，边缘光整锐利，其内可见斑点状环形或半环形高密度钙化。

3. MRI　显示为混杂信号。

4. 病理学检查　透明软骨样组织。

【诊断】

1. 手足短管状骨的中央部位发现无痛性肿块，呈现不规则球形或梭形，骨性硬，表面光滑，有轻度疼痛及压痛。典型X线表现。

2. 病理学检查。

【治疗】 一旦确诊，应行病灶刮除和自体骨或异体骨植骨术。已恶变者应行截除术。禁忌放射治疗，可引起恶变。

六、骨皮质旁软骨瘤

【概述】 骨皮质旁软骨瘤是起源于骨膜或骨膜下结缔组织的软骨瘤，又称骨膜软骨瘤。

【临床表现】

1. 好发于30岁以下的成年男性。常见于长管状骨。

2. 长期存在的局部肿块或发现不规则的硬块，有轻度至中度的间歇性疼痛。

【辅助检查】

1. X线　皮质旁常有一软组织肿块影，其内常有明显的钙化，附近的骨皮质受压形成一表浅缺损，骨表面粗糙不平，并有硬化征象。CT、MRI表现与内生软骨瘤相似。

2. 病理学检查 透明软骨样组织。

【诊断】

1. 长管状骨长期存在的局部肿块或发现不规则的硬块，有轻度至中度的间歇性疼痛。典型X线表现。

2. 病理学检查。

【治疗】

1. 手术切除 范围包括肿瘤的包膜及其邻近的骨皮质与部分正常骨质。可疑有恶变或难以与周围型软骨肉瘤区分时，可行瘤段切除。

2. 已发生病理性骨折者，按骨折方法处理。

3. 年龄在10岁以内、病损部位紧靠骨骺板的所谓活跃型病例。术后易复发，可行手术清除加植骨治愈。

七、Ollier病

【临床表现】

1. 常见于30岁前，为单一肢体多发性软骨瘤，常造成肢体畸形。但有时仅见于一个或几个手指，较单发性软骨瘤生长快。

2. 主要症状为可触及的多个肿块，坚硬如骨，大小不一，手部软骨瘤大的如乒乓球或核桃，小的如蚕豆或花生米。但很少有疼痛。由于病变多发，可以造成病残。侵犯长管状骨时，使内生软骨骨化不能正常进行，引起肢体畸形和功能障碍。如软骨瘤有恶性改变，则瘤体迅速增大，骨质破坏增多，骨皮质常被穿破，形成放射状骨膜反应或巨大骨外肿块。

【辅助检查】

1. X线表现 在长骨干骺端可见溶骨性破坏，呈偏心性，像垂直的大水滴。自骨骺向骨干发展。

2. CT及MRI 单一病灶表现同内生软骨瘤。

3. 病理学检查 透明软骨样组织。

【诊断】

1. 一侧肢体出现的多个可触及的肿块，坚硬如骨，大小不一。典型X线表现。

2. 病理学检查。

【治疗】 无症状者可不予治疗，但应随诊观察；有骨折倾向的，可行病灶清除，相应内固定。对明显的肢体畸形，可以做截骨矫正。其恶变率为30%～50%，常恶变为软骨肉瘤，如发生恶变者，局部整块切除后植骨，必要时截肢。

八、Maffucci 综合征

【临床表现】

1. 发病年龄及部位分布特点与 Ollier 病相同。

2. 具有多发的内生软骨瘤及软组织血管瘤的特点，常见骨骼畸形。如肢体长度不对称，脊柱侧弯。

【辅助检查】

1. X 线　位于干骺端的中心或偏心的放射性透光区，其中有不等量的钙化以及在软组织中见到静脉石。此外还常见骨发育不良的后遗症，即肢体不等长、不对称、尺骨短缩、下尺桡关节脱位等。

2. CT 及 MRI　单一病灶表现同内生软骨瘤。

3. 病理学检查　透明软骨样组织。

【诊断】

1. 一侧肢体出现的多个可触及的肿块伴软组织血管瘤、骨骼畸形。

2. 典型 X 线表现。

3. 病理学检查。

【治疗】　Maffucci 综合征的治疗原则同 Ollier 病，但恶变率较 Ollier 病高，而且在同一个患者身上有数处恶变，血管瘤亦有可能恶变。

九、单发性骨软骨瘤

【概述】　骨软骨瘤也称外生骨疣，是发生于骨表面的具有软骨帽的骨性突起，实质上是生长方向的异常和长骨干骺区再塑形的错误，是最常见的良性骨肿瘤。

【临床表现】

1. 好发于 20 岁以下者。肿瘤常见于四肢长管状骨干骺端，尤以股骨下端和胫骨上端最为多见。

2. 主要症状是缓慢生长的局部肿块，骨性硬度，突出于皮肤表面。部位不同可压迫神经、血管等产生相应的症状。

【辅助检查】

1. X 线　长骨干骺端向皮质外突起一菜花状肿块，基底部与皮质相连。瘤体表面可见点状或环状钙化。

2. CT　与骨质相连的骨性突出，顶端有软骨帽覆盖，并能清楚显示肿瘤的附着部位。

3. MRI 可清楚区分骨、软骨和骨髓的各种成分。在T1加权像上显示病变内的骨髓与患骨相连，T2加权像上可以确定高信号的软骨帽的厚度。如果软骨帽在儿童超过3cm，成人超过1cm，则有恶性变的可能。

4. 病理学检查 骨性结构上覆盖透明软骨样组织。

【诊断】

1. 20岁以下者，长管状骨干骺端出现的缓慢生长的局部肿块，骨性硬度，突出于皮肤表面。

2. 典型X线表现。

3. 病理学检查。

【治疗】 无症状者可不予手术，但需密切观察，有下列情况者，需作彻底切除：

1. 出现疼痛。

2. 成年后持续生长。

3. 位于中轴部位，如脊柱、肩胛骨、骨盆等处，较大肿瘤合并压迫症状或伴有滑囊炎。

4. 有恶变先兆。

5. 影响关节功能，肢体功能障碍者。

手术范围包括骨膜、软骨帽盖、骨皮质及基底周围正常骨质，术中避免伤及邻近组织和骨骺板。

十、遗传性多发性骨软骨瘤

【概述】 本病具有三个特征：遗传性、骨短缩与畸形，常恶变为软骨肉瘤，恶性变的发生率约为10％～20％。

【临床表现】

1. 多在儿童时期发病，多见于男性，主要累及四肢长骨。

2. 其特点为：①干骺部连续，即干骺部保持其原有宽度，呈柱状，而不能吸收塑形成骨干的宽度；②多发性外生骨疣形成；③骨骼发育障碍。

3. 各处的外生骨疣，成年后即停止生长。如成年后继续生长加快，应高度怀疑恶变。

【体格检查】 多发性外生骨疣通常较对称。患者有肢体短缩，但与软骨发育不良不同。最典型畸形发生在前臂与腕部，表现为桡骨向桡、背侧弯曲伴桡骨小头脱位。

【辅助检查】 影像学及病理学表现同单发性骨软骨瘤。常见骨骼畸形。

【诊断】

1. 儿童出现的累及四肢长骨的多发性外生骨疣及骨骼发育障碍。

2. 典型X线表现。

3. 病理学检查。

【治疗】

1. 非手术治疗 对既无症状，又无功能障碍的骨疣不必治疗，仅需继续观察。避免外伤，以防发生骨疣骨折、肌腱磨损或恶性改变。

2. 手术治疗

(1) 对于较大骨疣妨碍关节活动，或压迫脊髓或神经的，可将覆盖骨疣的软骨帽盖连同骨疣一并彻底切除。

(2) 对于比较严重的畸形可待患者成年后，行截骨术或骨端切除术矫正。合并肱桡关节或下桡尺关节脱位，而前臂旋转功能明显受限的可行桡骨头或尺骨头切除术。患者手尺偏明显的，可行桡骨下端截骨术；胫骨明显外翻的可行胫骨近端截骨术；患足明显外翻的可行胫骨下端截骨术。

(3) 对于已有恶性变的病例，如为软骨肉瘤，其治疗方法与Ollier病相同。如为骨肉瘤则应尽量采用更为彻底的手术，辅以放射治疗和化学治疗。

十一、软骨黏液样纤维瘤

【概述】 软骨黏液样纤维瘤是一种少见的良性骨肿瘤。起源于结缔组织。

【临床表现】

1. 好发于20～30岁。以四肢长管状骨为多发，尤以胫骨近端最多见。

2. 疼痛、骨性肿块、关节活动障碍为主要临床症状。局部可有压痛、肿胀、肢体活动受限。

【辅助检查】

1. X线 呈偏心性溶骨性破坏，可见圆形或椭圆形的透亮区，直径2～10cm不等，界限清楚。病灶周围可见骨质硬化形成蚌壳状或扇形骨壳，有时出现粗细不等的骨间隔呈多层状，无骨膜反应及病理骨折。

2. 病理学检查 在肿瘤组织内，含有不同比例的软骨样、黏液性和纤维性的组织类型，同时在黏液样基质内有巨核细胞或类似细胞核形状奇特的细胞。

【诊断】

1. 青年出现的四肢长管状骨的疼痛、骨性肿块、关节活动障碍。

2. 典型X线表现。

3. 病理学检查。

【治疗】

1. 肿瘤局部彻底切除加植骨是有效的治疗方法，对复发及破坏广泛的肿瘤可行截除术。

2. 个别病例可发生恶变，只要确诊可考虑瘤段切除或截肢。

3. 对已发生病理性骨折的病例，可按一般的骨折治疗原则处理。

十二、非骨化性纤维瘤

【概述】 非骨化性纤维瘤是一种少见的良性肿瘤。起源于成熟的骨髓结缔组织，位于皮质骨内或骨髓腔内。在儿童称纤维性骨皮质缺损。

【临床表现】

1. 多发生于10～20岁的青少年。

2. 多在长管状骨干骺部距骨骺板3～4cm处，以胫骨、股骨、腓骨处多见。

3. 一般无症状，可有局部肿胀，轻度疼痛。

【辅助检查】

1. X线　非骨化性纤维瘤为几个毫米到4～5cm直径的骨皮质缺损。X线上为偏心性一侧透光区，周围境界清楚，有一个狭窄的硬化带，在透光区中有骨嵴分隔，如无骨折则常无骨膜反应。

2. 病理学检查　病变部位由梭形组织细胞、多核巨细胞及泡沫细胞组成。

【诊断】

1. 青少年出现的长管状骨干骺部的局部肿胀，轻度疼痛。

2. 典型X线表现。

3. 病理学检查。

【治疗】 可自愈。肿瘤瘤体较小时，可行刮除术；体积大者，同时行植骨术加内固定术。

十三、骨化性纤维瘤

【概述】 由纤维组织和骨组织构成的一种良性肿瘤。

【临床表现】

1. 多发生于20～30岁女性。

2. 多位于上下颌骨处，其次是胫腓骨或颅骨。

3. 患部轻微肿胀、疼痛或无痛性肿块，邻近关节的病变易出现关节活动障碍。

4. 累及面部时，可出现面部两侧不对称。

【辅助检查】

1. X线表现 为局限性骨质破坏，界限清楚，骨皮质有轻度扩张，病灶内可见散在致密的骨化影像，如果X线表现高度致密硬化，镜下显示大量骨化者，称为纤维骨瘤。

2. CT和MRI 可清晰显示骨质破坏的界限或反应。X线表现为高度致密硬化时，MRI的T1、T2相均显示为低密度影，为成骨的表现。

3. 病理学检查 致密纤维组织间有大量纤细的新生骨，表面覆盖以成骨细胞。

【诊断】

1. 20～30岁女性上下颌骨处或胫腓骨出现轻微肿胀、疼痛或无痛性肿块。

2. 典型X线表现。

3. 病理学检查。

【治疗】 大部分可在随访观察下保守治疗，如佩带适当支具预防畸形；也可行手术切除或刮除，很少复发。

十四、骨韧带样纤维瘤

【概述】 骨韧带样纤维瘤较为少见，也称硬纤维瘤。

【临床表现】

1. 多发于20岁左右青少年。

2. 肿瘤多位于长骨干骺端。

3. 病史较长，肿瘤生长缓慢，多在发病数月至数年后因无痛性包块或病理性骨折就诊。

4. 局部压痛。

【辅助检查】

1. X线表现

(1) 发生于长骨干骺端者，表现为骨破坏，显示为中心性透亮区，髓腔扩张，皮质变薄膨胀，界限清楚，往往形成硬化边缘。病灶内为溶骨表现。软组织肿块。

(2) 肿瘤发生在扁骨时，表现为大片状骨破坏区，可有残留骨小梁。

2. CT CT可见皮质骨缺损，部分可显示骨外瘤体中明显钙化。

3. MRI MRI则可从冠状位，矢状位区别长骨骨髓和骨肉瘤，明确手术范围。

4. 病理学检查 由少量瘤细胞产生大量胶原纤维组成。

【诊断】

1. 20岁左右青少年长骨干骺端出现的无痛性包块。

2. 典型X线表现。

3. 病理学检查。

【治疗】 此瘤局部侵袭性强，常无固定边界，刮除或瘤内切除易复发，边缘性切除或扩大根治术较适合。

十五、淋巴管瘤

【概述】 淋巴管瘤是发生在淋巴管系统的良性肿瘤，发生在骨的极少见。

【临床表现】

1. 可单发或多发，多见于10～20岁青年，病变常位于长管状骨、脊柱等。

2. 多无症状，偶见轻微疼痛。逐渐加重可致病理性骨折。

【辅助检查】

1. X线 为溶骨性破坏，镜下似血管瘤，但腔内无红细胞，可见淋巴细胞。

2. 病理学检查 可见淋巴管异常扩张，形成囊状腔隙。邻近骨质被侵袭破坏。镜下见大量增生的毛细淋巴管，充满淋巴细胞、单层内皮细胞，空隙间为纤维组织或脂肪组织。

【诊断】 根据病史、临床表现、X线表现及病理学检查可确定诊断。

【治疗】 无症状者无需外科治疗。发生病理性骨折后可行病灶刮除及植骨。

十六、血管瘤

【概述】 骨血管瘤比较少见。由新生的毛细血管或海绵状血管构成，也可由静脉血管构成。

【临床表现】

1. 多发于10～30岁间。

2. 好发部位为脊椎骨和颅骨，其中又以胸椎下段及腰椎上段多见。

3. 起病缓慢，患部疼痛、肿胀轻微，逐渐加重。

4. 脊椎血管瘤可有脊柱活动受限，患椎压痛或有脊柱后突、侧弯畸形，严重者可合并病理性骨折或脊髓、脊神经根压迫症状。

【辅助检查】

1. X线 局限性骨质破坏，呈大小不等的囊状改变，界限清楚。有时见放射状骨针。

（1）脊椎血管瘤：受累椎骨密度减低，可见纵行或纵横交错小梁，形如栅栏或纱窗网眼。

(2) 颅骨血管瘤：正位X线片显示，类圆形破坏区内有自中央向四周放射的骨针。

2. CT 脊髓造影CT在诊断椎体血管瘤上具有高度特异性，可清楚显示椎体内破坏，显示病灶内密度增高的骨嵴。

3. MRI 在T1、T2加权像上均呈现斑点状增强的信号与骨成分相对应。

4. 病理学检查 大量增生的毛细血管及扩张的血窦，充满红细胞、单层内皮细胞，空隙间为纤维组织或脂肪组织。

【诊断】

1. 10～30岁间发病。

2. 脊柱疼痛、肿胀轻微，逐渐加重。脊柱活动受限，患椎压痛或有脊柱后突、侧弯畸形。

3. 典型X线表现。

4. 病理学检查。

【治疗】 对放疗敏感，疗效较好。可在放疗后行局部切除或在栓塞后行手术切除。

十七、血管球瘤

【临床表现】

1. 主要发生于手指或足趾的甲床内。在甲床内见到蓝色结节，压之可褪色。在肢体上可以发生于神经血管结构上。

2. 间歇性刺痛。有明显的针头大小的点状压痛。

【辅助检查】

1. 病理学检查 直径2～3mm的圆形肿物，包膜完整，色深红或暗紫。镜下见大量血管球细胞及无髓鞘神经纤维。

2. B超 诊断率较低。

【诊断】 根据病史、临床表现及病理学检查可确定诊断。

【治疗】 可以作囊外整块切除，一般不复发。

十八、神经纤维瘤

【概述】 神经纤维瘤可单发，常来自无名神经。也可以多发，多发者称神经纤维瘤病。

【临床表现】

1. 单发者多见于年轻成人；多发者年龄较轻，是常染色体遗传病。

2. 单发者好发于颈部、四肢的皮下组织；多发者见于全身各处。

3. 多有疼痛轻的孤立性肿瘤；而多发者则可见畸形。压迫脊髓者可造成截瘫。身体中轴部位可见皮肤咖啡斑。

【辅助检查】

1. X线　单发者可见溶骨样破坏，骨皮质膨胀，呈单囊或多囊状。

2. CT及MRI　可早期确定病变受侵范围大小。

3. 病理学检查　肿瘤呈结节状，质韧有弹性，切面灰白色，可见神经纤维进入及穿出肿瘤。镜下见疏松的梭形细胞产生细纤维状嗜伊红基质，呈起伏波浪状。

【诊断】

1. 年轻成人发病。

2. 颈部或四肢皮下组织疼痛较轻的孤立性肿瘤或全身多发肿瘤。身体中轴部皮肤可见咖啡斑。

3. 典型X线表现。

4. 病理学检查。

【治疗】　与神经鞘瘤相比，神经纤维瘤切除较为困难，常需涉及受累神经。

十九、神经鞘瘤

【临床表现】

1. 多见于中年人；可发生于各周围神经，常出现于神经根出神经孔处。

2. 可触及沿神经干走行的结节，压之可引起神经疼痛与麻木，无自觉疼痛。

【辅助检查】

1. X线　若出现于神经根出神经孔处，则可压迫神经孔使其增大。

2. CT　可见密度不均匀肿块，密度从接近于肌肉到水的密度不等，边界清楚。

3. MRI　神经信号不均匀肿块，若发生囊性变或坏死，信号增强。

4. 病理学检查　有包膜的梭形结节，切开包膜可挤出肿瘤，一般无神经纤维进入及穿出肿瘤。镜下见肿瘤由独立的结节组成，每一结节有无细胞嗜伊红的纤维状中心，围绕嗜酸性梭形细胞组成的薄边。

【诊断】　根据病史、临床表现及检查可确定诊断。

【治疗】　肿瘤切除术，不易复发。

二十、脂　肪　瘤

【临床表现】

1. 多见于中年人；可发生于身体的各个部位，最多见于皮下；大部分单发，少数为多发。

2. 生长缓慢，无疼痛，对肢体功能一般无影响。大小不一，多数直径1cm至数厘米，发生于深部组织或后腹膜者较大。

【辅助检查】 病理学检查可见包膜完整，可呈小叶状结构，镜下可见成熟的脂肪细胞。

【诊断】 根据病史、临床表现及检查可确定诊断。

【治疗】 手术切除，极少复发，一般不恶变。

二十一、腱鞘巨细胞瘤

【概述】 大都来自腱鞘、滑囊的滑膜，也称为滑膜纤维黄色瘤。

【临床表现】

1. 好发于青壮年。

2. 好发部位为手指及足趾小关节附近，其次为腕、踝、膝、肘等关节附近。常为单发，也可多发。

3. 主要表现为骨外的软组织肿块，呈圆形，表面光滑，质坚韧，无明显疼痛，伴有轻度关节活动受限。

【辅助检查】

1. X线　表现为骨外的软组织肿物阴影，可侵蚀邻近骨质。

2. 病理学检查　肿瘤呈圆形或椭圆形，直径多在3cm以内，质地坚实，切面呈分叶状，色灰白或棕黄，表面无包膜。镜下见滑膜细胞呈双向分化，可分为上皮样细胞和梭形细胞。前者呈小多边形、扁平形或椭圆形，组成裂隙状，梭形细胞分布于裂隙之间。此外，可见多核巨细胞、泡沫细胞和含铁血黄素等。

【诊断】 根据病史、临床表现及病理学检查可确定诊断。

【治疗】 手术切除多可治愈。肿瘤呈浸润性生长者，应行广泛切除术。不彻底的切除，多易局部复发，并可发生恶性变。

二十二、骨巨细胞瘤

【概述】 本病比较常见，约占所有原发性骨肿瘤的1/5。组织来源不清楚。

【临床表现】

1. 好发于青壮年；女性多于男性。

2. 一般为单发，好发于长骨端，约50%病变位于膝关节的上下骨端。

3. 患部常感酸痛或钝痛，一般不剧烈。肿胀多为骨质膨胀扩张的结果，触之有乒乓球样感觉。若穿破骨进入软组织，则生成明显的软组织肿块。长骨骨端肿瘤的局部浸润反应可造成关节功能障碍，查体可发现皮温升高，表浅静脉充盈。

4. 发生于脊柱的骨巨细胞瘤可引起椎体压缩性骨折，脊髓损伤及截瘫。

【辅助检查】

1. X线　骨端呈局限性、偏心性溶骨性破坏，病灶周围有一反应性薄层骨壳存在，内有骨嵴突出。形成X线下所谓分叶状或肥皂泡样改变，但部分病例可无膨胀性改变。

2. CT　膨胀性分房的低密度区，皮质变薄，病灶周围密度稍高，增强CT扫描病灶可强化或不强化。

3. MRI　对显示骨外侵犯及关节受累程度有价值，并可早期发现肿瘤复发。T1加权像上显示为低强度至中等强度信号，可分辨髓内病变，T2加权像上呈低到高的信号强度，可观察皮质外病变，有的可以有局灶性高信号区。

4. 病理学检查　镜下见以单核基质细胞和多核巨细胞为主要成分的溶骨性病变，根据肿瘤内基质细胞与巨细胞的分化程度分为Ⅰ、Ⅱ、Ⅲ级，Ⅰ级代表良性，Ⅲ级代表恶性程度最高。

【诊断】

1. 青壮年长骨端单发，患部常感酸痛或钝痛，一般不剧烈。肿胀触之有乒乓球样感觉。

2. 典型X线表现。

3. 病理学检查。

【治疗】 一旦确诊就应手术治疗：

1. 刮除植骨术　应用于Ⅰ级肿瘤，范围较小者。刮除后如不肯定其良恶，可用骨水泥填充，观察2年再决定下一步手术。

2. 广泛局部切除和边缘切除术　用于Ⅰ、Ⅱ级肿瘤，范围较大或刮除后复发者。截除后的骨缺损可行植骨融合或人工关节、异体关节替代。桡骨下端和肱骨上端肿瘤截除后，用自体腓骨上端移植，效果较好。

3. 截肢或关节离断术　用于复发性Ⅲ级骨巨细胞瘤复发者。若侵犯范围不太广泛，也可行节段截除术。

二十三、骨　囊　肿

【概述】 也称孤立性骨囊肿，是一种常见的良性肿瘤病损。

【临床表现】

1. 多见于儿童与青少年。

2. 好发于长管状骨干骺端和骨干部，以肱骨和股骨上端最多见，其次为胫骨上、下端和腓骨上段。

3. 症状轻微，大多以病理性骨折为首要症状或查体时无意中发现。有时仅有轻微的局部酸痛，位置浅表时，可有轻度膨胀。

【辅助检查】

1. X线　表现为长管状骨的干骺端密度减低，髓腔中心呈圆形或卵圆形的透光区，边缘清晰而硬化。囊肿内无新骨形成，呈多房性。可并发病理性骨折。

2. 病理学检查　病灶多为单房，壁薄，内衬完整的薄层纤维膜，囊内为透明或半透明的黄色液体或血性液体。镜下见纤维膜为疏松结缔组织，骨质为正常骨结构。

【诊断】

1. 儿童与青少年发病。

2. 长管状骨干骺端和骨干部等处出现病理性骨折。

3. 典型X线表现。

4. 病理学检查。

【治疗】 首选病灶刮除植骨术，如果病变范围广泛，术后应做适当外固定，以防止骨折。如已发生病理性骨折者，遵循一般骨折的治疗原则。

二十四、嗜酸性肉芽肿

【概述】 骨嗜酸性肉芽肿属于网状内皮系统增生病中的非脂质沉积症，指以骨骼病变为主或局限于骨的组织细胞增生症。

【临床表现】

1. 多发生于儿童和青少年。常见于扁骨和长骨，如颅骨、脊椎、四肢、肋骨等。

2. 临床症状变异较大，可无症状，也可出现局部疼痛、肿块和压痛，患部功能障碍。位于脊椎时可引起脊柱侧凸或后凸畸形，也可产生脊髓或神经压迫症状。可出现病理性骨折。

【辅助检查】

1. 实验室检查 白细胞和嗜酸性粒细胞增多，血清钙、磷、碱性磷酸酶正常。

2. X线 为孤立的、界限分明的溶骨性破坏，颅骨处边缘锐利而弯曲呈"地图颅"样变，椎体部位可见前后一致的压缩，而椎间隙多正常，长管状骨的病变多不累及骨骺，表现为髓腔内溶骨性破坏，无死骨及钙化，骨膜可呈现层状增生。

3. 病理学检查 增生的组织细胞混杂嗜酸性粒细胞、淋巴细胞、浆细胞、泡沫细胞等。常伴继发的出血、坏死、囊性变等。

【诊断】

1. 儿童与青少年发病。

2. 扁骨或长骨等处出现局部疼痛、肿块和压痛，患部功能障碍。

3. 典型X线表现。

4. 病理学检查。

【治疗】 单发性病灶可行刮除植骨术，肋骨的病变可行切除术。本病对放疗敏感，对不适宜手术的病例或术后复发的病例及对于术后加辅助性治疗等，都可选用放疗。多发性病灶可采用抗癌药物治疗，如氮芥、长春新碱、VP-16、甲氨蝶呤或类固醇等药物。

二十五、动脉瘤样骨囊肿

【概述】 动脉瘤样骨囊肿是一种良性骨病变，为充满血液的囊腔。

【临床表现】

1. 多见于青少年。

2. 好发部位为长管状骨干骺端，但不侵犯骨骺。脊椎的棘突和椎弓也易发病。

3. 症状轻、病程较长。局部肿块增大、疼痛为主要症状，患部不能触及搏动。

【辅助检查】

1. X线 膨胀性局部性透光区，境界清晰，骨皮质变薄、硬化，内有条纹状分隔，多呈偏心性生长，突破骨皮质时则形成"动脉瘤"膨胀。囊肿外形成骨膜下新生骨。

2. 病理学检查 富含小毛细血管和多核巨细胞的纤维性组织为构成血腔壁及间隙的组织，散在分布红细胞、白细胞。

【诊断】

1. 青少年发病。

2. 长管状骨干骺端出现局部肿块、疼痛。典型X线表现。

3. 病理学检查。

【治疗】 一般采用刮除后植骨术，复发率高。肋骨、腓骨、肩胛骨等处的病变可行切除术，位于椎弓或棘突的动脉瘤样骨囊肿，如果病变范围局限或有神经根压迫症状，可行切除术或椎板切开减压术。对不适合手术治疗的病变或手术不彻底及术后复发的病例，行放射治疗，有一定疗效。

二十六、骨纤维异常增生症

【概述】一种以骨内纤维组织变性为特征的类肿瘤病变。骨小梁被纤维组织替代或停留在编织状阶段，未形成正常的骨小梁。单发或多发，局限或广泛，多发性病变常合并皮肤色素沉着和性早熟。

【临床表现】

1. 有单发性和多发性两种，前者多见。单发性常见于长管状骨、肋骨、上颌骨。多发性病例常偏于一侧肢体，多发性病变常合并皮肤色素沉着和内分泌障碍。

2. 发病期在儿童阶段，但出现明显症状在青少年期。

3. 症状轻微，畸形、肿块或病理性骨折是主要症状；表浅者才可发现骨膨胀变形；偶有疼痛；位于下肢者，可合并多种畸形；常并发病理性骨折。

4. 多发者可见一侧肢体的点状或片状深黄色或黄棕色斑。

5. 女孩子偶尔可出现性早熟表现。一侧肢体骨多广泛病变，皮肤色素沉着及性早熟者称为Albright综合征。

【辅助检查】

1. X线　病变部位多累及骨干或干骺端，呈毛玻璃样外观。骨干可呈弯曲畸形。可出现病理性骨折。

2. 实验室检查　部分多发者血清碱性磷酸酶升高。

【诊断】

1. 青少年长管状骨干骺端出现畸形、肿块或病理性骨折。

2. 典型X线表现。

3. 病理学检查。

【治疗】 以手术治疗为主，单发性病变行刮除植骨术。已发生病理性骨折者，先按一般骨折原则处理。多发性病变的治疗以保护患肢、预防畸形发展、避免病理性骨折为主，或有选择的施行病灶刮除植骨术。如果患者髋内翻明显且影响功能，可行截骨矫形术。

二十七、畸形性骨炎

【概述】 畸形性骨炎的病理过程为破骨与成骨相结合，破骨不完全，成骨不成熟。破骨使骨小梁结构紊乱，成为杂乱无章的结构，如麻袋片状。

【临床表现】

1. 好发于40岁以上的男性。

2. 多见于股骨、肱骨、胫骨、颅骨、盆骨和椎骨，肋骨少见。

3. 发病缓慢，临床症状变异较大，早期局限于个别骨骼，随后侵犯全身；伴随病情的进展和发病部位的不同而产生不同的症状和体征，如病变位于股骨、盆骨则患侧大腿逐渐的弯曲，髋内翻畸形日益加重，走路呈猿人步态；病变在脊柱可造成腰背痛、脊柱弯曲或椎管狭窄，甚至截瘫。约有15%～20%的患者有病理骨折。

4. 本病有恶变为骨肉瘤的倾向。

【辅助检查】

1. X线 长骨骨皮质变厚，骨面粗糙不平，骨髓腔消失，骨小梁明显的变粗且稀疏，骨质软化而骨弯曲，有的硬化，并可出现微细骨折；颅骨增厚，内板硬化，外板骨质疏松且不整齐，甚至溶骨，骨结构消失；椎体、骨盆也可变形增宽、压缩，松质骨可有假性骨折，骨折裂缝周围可见硬化，结构杂乱失常，犹如粉笔样。

2. 实验室检查 血清碱性磷酸酶升高。

3. 病理学检查 长骨变粗，皮质增厚，髓腔消失而质软，有的硬如象牙，颅骨巨大而厚，内外板界限不清，板障骨增厚、增宽。镜下：充血期以破骨为主，修复期，新生骨小梁表面有成骨细胞，多而不成熟。在病灶的同一部位，既有破骨现象，又有成骨现象，形成一种特殊排列，不整齐的镶嵌现象。

【诊断】 根据病史、临床表现及检查可确定诊断。

【治疗】

1. 对症和营养支持治疗，保护肢体，预防畸形和病理骨折。

2. 药物治疗 症状严重者，可使用大剂量激素。

3. 合并病理骨折时，按一般骨折原则处理。

二十八、滑膜软骨瘤病

【概述】 多认为是滑膜化生性软骨，并非真正肿瘤。病因未明。

【临床表现】

1. 青中年多见。膝关节好发，其次是髋、肩、肘、踝等；发生于指间关节者罕见。

2. 病程较长，主要是间歇性疼痛，或伴有功能障碍、关节轻度肿胀、活动时有各种不同声响，可有少量关节积液或可触及肿块、游离体。

【辅助检查】

1. X线　关节内有大量数目不等的软骨体且有钙化、骨化。

2. 病理学检查　大体见软骨体质硬，似玻璃，大小数目不等，呈圆形、椭圆、扁圆及不规则圆形。镜下见滑膜结缔组织及软骨化生。有时可见成片的成纤维细胞肿大向软骨细胞过渡，开始形成软骨。

【诊断】 根据病史、临床表现及检查可确定诊断。

【治疗】 切除病变滑膜，清除关节内游离软骨体。滑膜切除应务求彻底，否则残留滑膜仍有可能再次形成化生性软骨体。偶见滑膜软骨瘤病恶变为软骨肉瘤者。

二十九、色素沉着绒毛结节性滑膜炎

【概述】 本病是一种滑膜增生性病变，伴棕黄色色素沉着、绒毛和结节形成。本病也可发生于滑囊和腱鞘，分别称为色素沉着绒毛结节性滑囊炎和局限性结节性腱鞘炎，后者也称腱鞘巨细胞瘤。

【临床表现】

1. 好发于青壮年。单关节起病，膝关节多见。

2. 有局限性和弥漫性两种。局限性往往有蒂，称为局限性结节性滑膜炎；弥漫性，起病缓慢，称弥漫性色素沉着绒毛结节性滑膜炎。

3. 起病缓慢，患部有疼痛、肿胀、关节积液、滑膜增厚、关节功能障碍甚至关节强直，可触及结节性肿块。穿刺见有棕红色液体，放出液体后积液迅速复现。

【体格检查】 受累关节局部肿胀、压痛、关节积液，活动受限，晚期关节功能障碍甚至关节强直，可触及结节性肿块。

【辅助检查】

1. X线　可见软组织肿胀，结节状软组织阴影，关节间隙正常或稍窄，骨质正常或有表浅的骨质破坏，偶见骨质增生。

2. 关节空气造影　可显示有大小不等的结节。

3. 关节镜检　可见绒毛和滑膜上点状紫癜，局限型可见蒂部。

4. 病理学检查　滑膜面有结节状突起，质地较软。切面呈实质性或囊性。镜下见绒毛表面覆盖不规则的单层或复层滑膜细胞，间质丰富，内有许多小血管、淋巴管及成纤维细胞。

【诊断】

1. 缓慢进展的膝关节疼痛、肿胀、关节积液、关节功能障碍，可触及结节性肿块。

2. 穿刺见棕红色液体，放出液体后积液迅速复现。

3. 伴典型X线表现或关节镜检，病理学证实。

【治疗】对局限型，可将病灶及其周围一部分滑膜切除，但常有复发倾向；对弥漫型，往往需辅以小剂量放射治疗。有骨质破坏者，可行刮除术、刮除植骨术；关节面破坏严重者可行关节融合术或关节置换术。

第三十章　常见的恶性骨与软组织肿瘤

一、骨　肉　瘤

【概述】　骨肉瘤发生于成骨组织，以能产生骨样组织的梭形基质细胞为特征。结合临床表现、放射学变化、病理学特点将其分为一般型骨肉瘤（髓内起源）、骨皮质旁骨肉瘤、继发性骨肉瘤和多发性骨肉瘤，以一般型和骨皮质旁型多见，继发性指的是继发于骨梗死、畸形性骨炎或良性骨肿瘤放射治疗后的骨肉瘤。

【临床表现】

1. 患者多为10～25岁的青少年。

2. 好发于骨骺生长最快的长管状骨干骺端，尤以股骨下端、胫骨上端最多见，其次为肱骨上端。

3. 疼痛和肿胀是最常见的症状，而疼痛出现最早，多为持续性疼痛迅速转为剧痛，最后呈跳动痛，服用一般止痛剂无效。当肿块逐渐增大时，可出现邻近关节积液，关节活动受限，肿瘤表面皮肤发热、发亮、表浅静脉怒张并有压痛，后期可出现明显消瘦、贫血，肺部转移可致呼吸困难。

4. 可见病理性骨折。

【辅助检查】

1. X线　早期不典型，仅有轻微骨膜反应，逐渐发展，干骺端出现斑点状溶骨或边缘不清的高密度的肿瘤骨影像，两者边界不清。表现为筛孔状细条透光线破坏影。若肿瘤突入软组织，则呈现骨外生长的软组织阴影。骨肉瘤可见多种骨膜反应：①线样及葱皮骨膜反应；②垂直样骨膜反应；③Codman三角和日光放射现象。

2. CT　能准确显示肿瘤骨的病变范围，软组织侵袭性情况，及肿瘤与主要血管的关系。表现为不同程度的骨质破坏，也可表现为不规则皮质增厚和骨硬化。

3. MRI　骨肉瘤的MRI信号错综复杂，其影像特点取决于肿瘤组织中主要细胞类型和有无出血坏死。成骨型骨肉瘤在T1、T2加权像上都表现为低信号区；成软骨型T2加权像上为高信号，其中局限性低信号区为软骨钙化的成分；成纤维型通常有短 T1、短 T2 的纤维组织特点，T1 和 T2 加权像上均为低信号；毛细血管扩张型骨肉瘤内部含有较大的囊性血腔，T1、T2 加权像上表现为低信号；髓腔内的病灶在 T1 加权像上显示为更低信号区或低、等、高信号区混杂。冠状面或矢状面图像上能确切显示长骨骨髓腔内的扩散，易发现髓腔内跳跃式的转移灶。肿瘤部位的骨膜反应和钙化、骨化在 MRI 图像上显示为低信号，不规则增厚的骨膜和伴存的水肿在 MRI 横断面 T2 加权像上表现为高信号的厚环，矢状面和冠状面图像上可显示低信号的骨膜三角位于更低信号的骨皮质和稍高信号的软组织之间，颇具特征。

4. 实验室检查 贫血、白细胞计数增加或正常、血沉增快、血清碱性磷酸酶增高。

5. 病理学检查 肿瘤呈粉红色、灰白色“鱼肉样”改变。镜下见多形性基质成分，如梭形基质细胞、大量的圆形或卵圆形核深染的骨母细胞，以及多形性的多核肿瘤细胞。

【诊断】

1. 青少年长管状骨干骺端疼痛和肿胀，不断进展。

2. 典型 X 线、CT、MRI 表现。

3. 病理学检查。

【治疗】 对骨肉瘤的治疗，目前倾向于保留肢体的情况下进行大剂量综合化疗。根据外科分期来决定是否保肢，术前应充分化疗，使病灶缩小而且肿瘤切除范围应争取根治性切除或广泛切除。

二、骨旁骨肉瘤

【概述】 又称为颅骨区外骨病，为低度恶性的骨肿瘤。发生于成骨组织。

【临床表现】

1. 本病好发于 30 岁以下的青壮年。

2. 多累及长骨干，最多见于股骨下端后侧、胫骨上部、肱骨上端等。

3. 起病缓慢，发现肿块或关节功能受限是其主要症状，肿块坚硬，基底固定，表面光滑。体积巨大者表面凹凸不平，瘤体可将血管神经卡压在内引起压迫症状。

【辅助检查】

1. X 线 表现为长骨一端，高密度，分叶状绕骨干生长的肿瘤。肿瘤处于良性阶段密度高，如象牙。恶性生长后其密度可有减低区，但无 Codman 氏三角。晚期皮质骨破坏呈绒毛状，骨髓腔可有溶骨性改变。

2. CT 可见基底广，与骨皮质相连的皮质旁不均匀高密度病灶，相应皮质不规则侵蚀与增厚交错存在。肿瘤可通过皮质侵蚀处向髓内生长，使骨髓内受侵部分密度增高。肿瘤和所围绕的骨干间有透亮间隙宽约1～3mm，称游离间隙。

3. MRI T1加权像可见低信号肿瘤组织向髓腔内侵入，病灶呈低信号，边界清楚，T2加权像显示肿瘤骨化和钙化区域为斑点状低信号，周围有未钙化的高信号肿瘤组织。

4. 病理学检查 肿瘤由大量成熟和板状的骨小梁和纤维组织构成，有时有软骨成软骨肉瘤岛或皮质骨融合。晚期有邻近组织的浸润。肿瘤细胞几乎没有多形性和核分裂。高度恶性者成骨作用也不明显而以多形性肉瘤性结缔组织占优势，与分化不良的纤维肉瘤相似。

【诊断】

1. 起病缓慢，30岁以下的青壮年长骨干发现肿块或关节功能受限。

2. 典型X线、CT、MRI表现。

3. 病理学检查。

【治疗】 应广泛切除，影响关节功能者可行人工关节置换术。

三、软 骨 肉 瘤

【概述】 软骨肉瘤发病率仅次于骨肉瘤。是发生于软骨细胞的恶性肿瘤。

【临床表现】

1. 发病年龄多在40岁以上。

2. 多见于骨盆、股骨和胫骨。

3. 疼痛和肿胀为主要症状，肿瘤生长缓慢，常可形成巨大肿块压迫周围组织产生症状。

【辅助检查】

1. X线 从部位上区分，可分为中央型和周围型，中央型发生于髓腔或皮质，位于长骨的干骺端，为体积大小不等的厚壁透亮区，其中可见不规则的钙化和骨化斑点，特征被描述为“棉絮状”或“云雾状”。骨皮质有不规则的破坏，可见软组织内肿块。周围型位于骨外，瘤体可见钙化，可见垂直于骨皮质的针状骨形成，并不侵犯相邻骨髓腔。

2. CT 平扫时，中心型表现为髓腔内高、低密度病灶，其中破坏后的残余骨、瘤骨、钙化软骨呈高密度，囊变呈低密度。外围型表现与中心型相似，但整个病灶有蒂与皮质骨相连。病灶顶部有一软骨帽，密度低于同层肌肉组织。

3. MRI 软骨肉瘤的钙化在T1、T2加权像上均为低信号区；呈斑点状不钙化的软骨基质在T2上是非常高的信号强度。MRI可显示软骨帽的厚度，如果T1加权像上为均匀的低信号，T2加权像上为很不均匀的高低混合密度病灶，表示软骨帽内钙化存在。

4. 病理学检查 肉瘤性软骨细胞分布在成软骨细胞的基质中，可发生骨化。

【诊断】

1. 40岁以上骨盆、股骨或胫骨出现疼痛和肿胀。

2. 典型X线、CT、MRI表现。

3. 病理学检查。

【治疗】 以手术治疗为主。在明确诊断和外科分级的基础上制定手术方案，可行保留肢体手术，用人工假体重建。放疗或化疗效果不佳。

四、间胚叶性软骨瘤

【概述】 很少见的恶性肿瘤。

【临床表现】

1. 在21～58岁年龄段发病者多见，平均发病年龄30岁。男女发病比例为2∶1。

2. 好发于四肢、肋骨、脊椎、骨盆等处。

3. 深部肿块，生长缓慢；患处疼痛或触痛，当出现病理性骨折时疼痛加剧。

【辅助检查】

1. X线 可见骨破坏表现，很少有骨膜反应。

2. 大体病理 由混合性软骨肉瘤及未分化肉瘤的成分组成。

3. 镜下检查 可见由片状原始未分化间叶细胞和散在分化良好软骨小岛构成，两者边界清楚，未分化间叶细胞呈小圆形或梭形，大小相对一致，胞浆少，嗜酸性。在部分区域，以软骨性成分为主，镜下所见与软骨肉瘤相似；而部分区域，以未分化间叶细胞为主，镜下所见与网状细胞肉瘤相似。

【诊断】根据病史、临床表现及检查可确定诊断。

【治疗】间胚叶性软骨瘤对放疗敏感，可结合放疗与手术切除。

【预后】 间胚叶性软骨瘤易血行转移至骨、肺脏、肝脏等部位，少数转移到局部淋巴结。

五、骨外软骨瘤

【概述】 骨外软骨瘤分骨外黏液样、骨外间叶性、骨外去分化软骨瘤。病因不详。

【临床表现】

1. 多在 40～50 岁发病；骨外间叶性软骨瘤发病年龄偏小，平均 30 岁。

2. 好发于四肢，尤以下肢多见。

3. 皮下或深部肿块，生长缓慢、固定伴局部软组织肿胀。部分患者可有疼痛或触痛，巨大肿瘤可继发溃疡出血，发生于中枢神经系统和头颈部的间叶性软骨肉瘤，可引起感觉运动障碍、头痛、呕吐。

【辅助检查】

1. X 线及 CT　软组织内境界清楚肿块，病灶内散在斑点状钙化，而不是软骨肉瘤的环状钙化，如肿瘤位于膝关节附近，仅有稀少钙化点，则易与滑膜肉瘤混淆。

2. 大体病理　肉眼呈结节状，卵圆形或分叶状，大小不一，直径在 4～7cm 或更大，肿瘤边界清楚，可有纤维包膜，软硬不一，有半透明软骨区或胶冻样物质。

3. 镜下病理　骨外黏液样软骨瘤呈结节状或分叶状结构，结节由肉瘤细胞和黏液样基质组成，具软骨母细胞特征，圆形或梭形，胞浆少，嗜酸性，核小深染，瘤细胞间黏液基质为硫酸软骨素和角质素。

4. 骨外间叶性软骨瘤由片状原始未分化间叶细胞和散在分化良好软骨小岛构成，两者边界清楚，未分化间叶细胞呈小圆形或梭形，大小基本一致，胞浆少，嗜酸性。

5. 骨外去分化软骨瘤的特点是　在分化良好的透明软骨瘤基础上，伴有分化差的肉瘤区。不同于骨外间叶性软骨瘤的是其低分化非软骨性成分。

【诊断】　根据病史、临床表现及检查可确定诊断。

【治疗】　以手术治疗为主。骨外黏液样软骨瘤行包膜外切除。骨外间叶性软骨瘤对放疗敏感，可行放疗后手术切除。

【预后】　与骨软骨肉瘤相似，为低度恶性肿瘤。骨外间叶性软骨瘤易血道转移至肺脏、少数到局部淋巴结。

六、骨纤维肉瘤

【概述】　骨纤维肉瘤是一种比较少见的原发于骨的恶性肿瘤。分中央型（髓腔）、骨膜型两种。

【临床表现】

1. 以 30 岁左右多见。

2. 好发于长管状骨的干骺端或骨端，以股骨、胫骨及肱骨最多。

3. 主要症状为局部疼痛和肿块，疼痛一般不甚严重；肿块体积很大、表面光滑、质地硬韧、表浅静脉充盈；易并发病理性骨折。

【辅助检查】

1. X线 ①中央型表现为地图形，虫蛀状溶骨性骨破坏或囊状溶骨性骨破坏；②很少有骨硬化及骨膜反应；③骨膜型表现为骨皮质受压侵蚀、破坏及骨旁软组织肿块影。

2. CT 髓腔内的骨纤维肉瘤CT平扫时表现为局部骨轻度膨胀、皮质变薄，病灶区内密度减低，其内可见高密度点状钙化。发生于骨膜者常表现为密度不均匀的软组织肿块，其内有少数均匀的高密度钙化点。CT增强扫描显示肿块密度可有不同程度的增高。

3. MRI T1加权像上通常表现为低信号强度，T2加权像上根据肿瘤分化程度不同，可以是高信号、低信号或混合信号。

4. 病理学检查 由肉瘤性成纤维细胞及胶原纤维构成。

【诊断】

1. 发生于长管状骨干骺端或骨端的肿块伴局部疼痛。

2. 典型X线、CT、MRI表现。

3. 病理学检查。

【治疗】

1. 配合化疗的手术治疗为主。

2. 术前需做活检，根据活检结果决定手术方案：①分化好者可行节段截除术及植骨术；②分化差或术后复发者需做截肢术。术前术后可配合化疗，但对放疗不敏感，放疗仅用于辅助治疗。

七、尤因肉瘤

【临床表现】

1. 尤因（Ewing）肉瘤多见于儿童，好发于骨干、干骺端，也可见于扁骨。

2. 临床以疼痛和肿块为主，易穿破骨皮质在软组织形成肿块。可出现明显的乏力表现，如发热、贫血、血沉增快等。

【辅助检查】

1. X线 表现为骨质破坏、不具生骨作用，髓腔破坏呈“蜂窝状”，界限不清，典型的葱皮（onion skin）样骨膜反应被认为是本病特征。

2. CT 可见骨外肿物内部质地均匀，信号强度似肌肉。

3. MRI T1像显示与肌肉相同或稍高的信号，T2像显示明显高信号。

4. 病理学检查 髓腔为灰白色的肿瘤结节病灶，剖面如鱼肉状。镜下见瘤组织为大小形态较一致的密集成巢的小圆细胞组成。

【诊断】

1. 儿童骨干、干骺端出现的疼痛和肿块，易穿破骨皮质在软组织形成肿块。可出现明显的乏力表现，如发热、贫血、血沉增快等。典型X线、CT、MRI表现。

2. 病理学检查。

【治疗】 先用大剂量化疗缩小瘤体，随后整块切除。如果是病灶内或边缘性切除，术后予以放疗。

八、脊 索 瘤

【概述】 脊索瘤是由胚胎时期残留或异位的脊索组织形成的。

【临床表现】

1. 多见于中老年人，偶见于儿童和青年。好发于脊椎两端，即颅底与骶椎。

2. 发展缓慢，患部持续隐痛，可因压迫而引起相应的症状。

【辅助检查】

1. X线 为溶骨性破坏，主要表现为不对称的椎体破坏，可有膨胀性改变。

2. CT及MRI 可清晰显示脊索瘤骨破坏和软组织阴影，显示脊索瘤与马尾神经、大血管及周围组织关系。

3. 病理学检查 瘤细胞大多含空泡，其间为大量黏液样物质，属低度恶性。

【诊断】

1. 颅底与骶椎出现持续隐痛。

2. 典型X线、CT、MRI表现。

3. 病理学检查。

【治疗】 随着外科技术进步，对骶骨脊索瘤已能成功地进行手术切除。术后多辅以小剂量放疗。

九、恶性纤维组织细胞瘤

【概述】 恶性纤维组织细胞瘤是一种很少见的肿瘤，特点是兼有组织细胞性和纤维性成分。

【临床表现】

1. 患者多在40～60岁之间，男性多于女性。

2. 主要侵犯长管状骨的骨端。

3. 发病缓慢，早期症状轻微，主要为局部疼痛和逐渐增大的肿块，局部压痛。

4. 可合并病理性骨折。

【辅助检查】

1. X线 虫蚀样、穿凿样的溶骨性破坏，骨皮质侵蚀，局限性骨膜反应和软组织肿块阴影。

2. CT及MRI 有助于了解肿瘤范围的大小及周围软组织被侵犯情况。

3. 病理学检查 肿瘤颜色、质地按其所含成纤维细胞、组织细胞的比例不同而不同，可呈灰、棕、黄色，坚实度呈肉样、橡皮样等。镜下见组织细胞性和成纤维细胞性两类肿瘤细胞，成纤维细胞呈梭形，排列成车轮状或漩涡状。组织细胞的异型性明显，大而深染的核，伴有丰富致密的玻璃样的嗜酸性细胞质，即瘤巨细胞。

【诊断】

1. 40～60岁间发病。

2. 侵犯长管骨的骨端，主要为局部疼痛和逐渐增大的肿块。

3. 典型X线、CT、MRI表现。

4. 病理学检查。

【治疗】 因该瘤易于经淋巴结转移，确诊后应行根治性手术（包含淋巴结）。术前术后可采用化疗作为辅助治疗，化疗方案同骨肉瘤。

十、脂肪肉瘤

【概述】 可分为黏液脂肪肉瘤及多形性脂肪肉瘤。

【临床表现】

1. 黏液脂肪肉瘤 多见于年轻成年人，好发于躯干及肢体近侧深部，为无痛性肿块，一般包膜完整，与周围组织界限较明确。切面呈黄色、灰白色。镜下见星状黏液细胞与毛细血管组成联合网状。

2. 多形性脂肪肉瘤 50岁左右发病最多，四肢特别是大腿、臀部、上臂部好发。一般为单发，起初多为无痛性、硬而固定的肿块，直径3～10cm多见。肿瘤常为结节状或分叶状，肿瘤周围有丰富的血管，水肿并由于炎性变硬。切面可见出血、坏死，呈未分化表现。

【诊断】 根据病史、临床表现及病理学检查可确定诊断。

【治疗】 手术治疗是脂肪肉瘤治疗的第一选择，局部广泛切除是减少复发、转移的有效措施。结合放疗，可防止复发，提高生存率。

十一、恶性淋巴瘤

【概述】 恶性淋巴瘤是原发于淋巴结或其他淋巴组织的恶性肿瘤。常被分为霍奇金病与非霍奇金淋巴瘤。约5%～25%的非霍奇金淋巴瘤发生于骨骼系统。

【临床表现】

1. 临床症状取决于病理类型、原发肿瘤部位、受累器官和疾病早晚期等。最常见的症状是局部疼痛，常为间歇性疼痛；可见肢体肿胀或可触及肿块。晚期可发生病理性骨折，有恶病质表现。

2. 脊柱病变侵犯脊髓时可产生神经压迫症状。

3. 约1/3的恶性淋巴瘤患者有食欲缺乏、消瘦、长期低热、盗汗等全身症状。

【辅助检查】

1. X线　可出现溶骨性破坏、成骨性病变或溶骨性和成骨性同时并存。溶骨性破坏最多见，早期在松质骨内有点状溶骨性破坏，逐渐扩大，汇合成小片状破坏；在溶骨区内常有骨组织残存，形成所谓"溶冰状"改变；溶骨性病灶很少有骨膜新生骨。成骨性病变比较少见，骨骼外形无改变，而骨质本身密度增加，致密，常见于椎体。溶骨性和成骨性同时并存的混合性病变易见于下部胸椎、上部腰椎及颈椎临近椎前的淋巴结部分。

2. CT及MRI　有助于确定肿瘤所侵蚀范围，尤其对椎管病变，不仅可显示出软组织受累的程度，还能观察到肿瘤侵入椎管的情况。肿瘤在T1加权像上呈长T1低信号，在T2加权像上呈长T2高信号。

3. 病理学检查　霍奇金病：常见成组的淋巴结肿大；镜检发现细胞成分复杂，除淋巴细胞、组织细胞外，有各种炎症细胞与增生的毛细血管形成肉芽肿样组织；还可发现特征性的R-S细胞。非霍奇金淋巴瘤：病变部位淋巴结肿大；镜检病理类型众多。常起源于T细胞或B细胞。

【诊断】 根据病史、临床表现及检查可确定诊断。

【治疗】 恶性淋巴瘤采用放疗、化疗及外科手术治疗等综合治疗，临床疗效逐步提高。

1. 非手术治疗

(1) 放疗：对一般情况较好，侵犯范围比较明确的Ⅰ、Ⅱ、Ⅲ期恶性淋巴瘤采取放射治疗，可获得较高的疗效。

(2) 化疗：多采用MOPP方案、COPP方案（或CVPP）治疗，可获得较高疗效。

（3）免疫治疗及中医中药治疗：可增强患者机体的免疫功能，并提高对肿瘤的抵抗力。

2. 手术治疗 适用于发生病理性骨折或截瘫的患者。

【预后】根据肿瘤客观疗效、缓解期、治后生存期三种指标判定。

1. 肿瘤客观疗效

（1）完全缓解：可见的肿瘤完全消失超过1个月。

（2）部分缓解：病灶最大直径及其最大垂直直径的乘积减少50%以上，其他病灶无增大，持续超过1个月。

（3）稳定：病灶最大直径及其最大垂直直径的乘积减少不足50%或增大不超过25%，持续超过1个月。

（4）进展：病灶两径乘积增大超过25%或出现新病灶。

2. 缓解时间

（1）完全缓解（CR）：自开始判定CR起至肿瘤开始出现时间。

（2）部分缓解（PR）：自开始判定PR起至肿瘤两径乘积增大到治疗前1/2以上时间。

（3）生存时间：自开始化疗至死亡或末次随诊时间（注明是否仍生存）。

（4）无病生存时间：完全缓解患者自开始化疗至开始复发或死亡的时间（未取得完全缓解者无此指标）。

十二、血管肉瘤

【概述】血管肉瘤是由单层或多层不典型内皮细胞形成的不规则血管，相互吻合而构成的恶性肿瘤。可被分为恶性血管内皮瘤与恶性血管外皮瘤，区别在于血管内皮瘤细胞在基底膜内发生，而血管外皮瘤细胞在基底膜外发生。

【临床表现】

1. 多发于青年时期。

2. 多发生在皮肤和皮下组织。

3. 位于浅表者初起时为边缘较硬的淤血斑；位于深部者为无痛性包块，多生长于大血管神经的附近，即肢体的近侧，但无大血管受压的症状与表现，肿块边界不清。

【辅助检查】

1. 动脉造影 对血管肉瘤的分期很有意义，可显出肿瘤形态的血管网，其与反应性新生血管紧密相交，以至于难于区别肿瘤新生血管与反应性增生血管，即使在早期也如此。

2. X线 只显示软组织肿块，核素扫描显示摄取增强。

3. 病理学表现

（1）大体所见：周围为反应区所包绕，肿瘤外膜难于将肿瘤与反应区分开。用钝性剥离难于从肿瘤包膜外切除，一旦切开包膜即可辨别出肿瘤的血管性质。

（2）镜下形态：满视野为充满红细胞的毛细血管，很少坏死，有丝分裂不常见。在毛细血管间有大的多泡核的圆形细胞，并有清楚的细胞膜，表示其为毛细血管的间皮细胞。

【诊断】 根据病史、临床表现及检查可确定诊断。

【治疗】 包膜内切除易复发，包膜外切除亦有很高复发率。于肿瘤外广泛切除则复发者不多。对Ⅰ期低度恶性者，可行放疗。术前放疗加边缘切除、广泛切除、放疗三者治疗后生存率相近。

十三、滑膜肉瘤

【概述】 滑膜肉瘤是恶性程度较高的软组织恶性肿瘤。来源于关节、滑囊及腱鞘滑膜组织。

【临床表现】

1. 多发于青壮年。

2. 好发于四肢大关节附近或手足小关节的软组织内，以下肢的膝、踝关节附近最多见。

3. 常先有局部肿块、肿胀，肿瘤为软组织包块，偶可见分叶状；继之出现疼痛、压痛及关节活动受限。可有区域淋巴结转移或肺转移。

【辅助检查】

1. X线　表现为关节附近的软组织肿块，可有邻近骨质侵蚀、受压及骨膜反应。凡软组织肿瘤的部位较深，与腱膜、筋膜、关节滑膜的关系密切，又在大关节附近，伴有疼痛时，首先要考虑到滑膜肉瘤。

2. 在肿瘤组织内，肿瘤细胞腺状排列，且形成间隙，其中充满着肿瘤细胞所分泌的黏液样物质。比较少见。

3. 病理学检查　手足部位肿瘤有包膜，切面呈软肉状实体，可分泌出黏液。大肢体处肿瘤包膜不完整，周围为水肿的、血管丰富的、炎性反应组织所包绕。镜下见手足处肿瘤由两部分构成，一部分为成群滑膜细胞在淡染黏液物质中，另一部分为梭形成纤维细胞；而大肢体处肿瘤为多液的高度恶性的滑膜细胞，有许多丝状分裂。

【诊断】

1. 青壮年发病，四肢大关节附近或手足小关节的软组织内出现软组织包块，疼痛、压痛及关节活动受限。

2. 典型X线、CT、MRI表现。

3. 病理学检查。

【治疗】 滑膜肉瘤以手术治疗为主。按软组织肉瘤的手术治疗原则进行切除，加区域淋巴结清除术。近年来应用手术配合放射治疗及化疗的综合疗法，收到一定效果。但该病复发几率很高，最后常要关节置换或截肢。

十四、多发性骨髓瘤

【概述】 多发性骨髓瘤也称浆细胞瘤，是骨髓内浆细胞恶性增生所致的恶性肿瘤，比较常见。

【临床表现】

1. 本病好发于中老年男性。好发部位为含红、黄骨髓丰富的脊椎骨、肋骨、骨盆骨和颅骨。

2. 因脊椎骨为好发部位，早期症状为腰部疼痛，白天明显、卧床可缓解。逐渐加重，后期出现全身无力、进行性贫血、恶病质、发热等。

3. 脊椎骨受累时，可发生病理性骨折、脊柱畸形，严重者出现脊髓或脊神经根压迫症状，甚至截瘫。

【辅助检查】

1. X线 表现为多数大小不等的类圆形穿凿样溶骨性破坏，呈筛孔样。边缘清晰、无骨膜反应、骨质普遍疏松，常发生病理性骨折。

2. 实验室检查 可见血色素降低，血沉加速。在无症状期，尿与血清中可检出蛋白，可有无法解释的血沉增快或持续蛋白尿。约有半数患者表现有血清球蛋白升高，白蛋白和球蛋白比例倒置，血清蛋白电泳在γ和β部位出现高峰检出M蛋白。约40%患者的尿中可发现有本周蛋白（Bence-Jones），也称凝溶蛋白。骨髓象：可见大量浆细胞。

【诊断】 根据病史、临床表现及检查可确定诊断。

【治疗】 目前尚无根治疗法。一般采用综合治疗。在加强支持疗法下，结合化疗、局部放疗及对症处理。化疗目前一般采用M-2方案，包括美法仑、环磷酰胺、长春新碱、泼尼松和卡氮芥（BCNU）。

十五、骨转移瘤

【概述】 前列腺癌、乳腺癌、甲状腺癌、肺癌、肾癌等常易发生骨内转移。转移途径有：直接侵犯、血行转移、淋巴转移。近年来由于对恶性肿瘤治疗的进展，患者生存年限延长，骨内转移性肿瘤的发生率也随之降低。

【临床表现】

(1) 患者年龄多在40岁以上。

(2) 脊柱、骨盆、股骨、肱骨、肋骨、颅骨等为其好发部位，其次为胸骨、肩胛骨及锁骨。

(3) 主要症状为疼痛，早期疼痛较轻，呈间歇性，逐渐变为持续性剧痛。常伴有肿胀、肿块、压痛、肢体功能障碍、病理性骨折等。

(4) 脊椎受累时，可出现脊髓及脊神经根的压迫症状。晚期出现严重贫血及恶病质。

【辅助检查】

1. X线　骨转移瘤可有溶骨性、成骨性、或兼有溶骨和成骨等不同表现，以溶骨性表现为多见。溶骨性骨转移瘤表现为不规则的溶骨破坏，边界模糊不清，骨皮质也可受侵蚀。很少出现骨膨胀、骨膜反应及软组织肿块。常发生病理性骨折。病变可为多发或单发。椎体转移瘤可使椎体变扁或呈楔形，但相邻的椎间隙保持正常。成骨性骨转移瘤表现为类圆形或不规则形致密阴影，边界不清，其间骨小梁紊乱、增厚、粗糙。

2. ECT　对骨转移诊断非常重要，不容易遗漏。可早期发现病灶，但必须排除假阳性。

3. CT及MRI　可清楚显示病灶大小范围和与周围组织器官的关系。特别是对于骨盆、脊柱等部位的肿瘤的诊断具有无可比拟的优势。

4. 实验室检查　除贫血及血沉增速外，在溶骨性转移性肿瘤中，血清钙、磷增高，而成骨性转移性肿瘤，血清碱性磷酸酶升高。

5. 病理学检查　与原发肿瘤关系密切，大多数为灰白色或暗红色。镜下：多系腺癌，只有少数分化较好的转移癌，可识别出其组织来源。

【诊断】

1. 40岁以上发病，脊柱、骨盆等处出现疼痛、肿胀、肿块、压痛、肢体功能障碍、病理性骨折等。

2. 典型X线、CT、MRI表现。

3. 病理学检查及找到原发病灶。

【治疗】　治疗目的是减轻痛苦、延长生命、保存一定的功能，以姑息疗法为主。多根据原发肿瘤的类型采用化疗或放疗，谨慎选择手术治疗。手术应尽量采用简单易行的方法，以增强局部稳定性，解除对脊髓或神经的压迫，减轻患者的痛苦，提高生活质量。

第八篇

骨与软骨发育及代谢性疾病

第三十一章　骨质疏松症

【概述】 骨质疏松症是以正常矿化骨单位容积（密度）中骨量减少、骨组织显微结构退化为特征，以骨的脆性增高及骨折危险性增加的一种全身骨病。表现为：①骨量减少：应包括骨矿物质和其基质等比例的减少。②骨微结构退行性改变：由于骨组织吸收和形成失衡等原因所致，表现为骨小梁结构破坏、变细和断裂。③骨的脆性增高、骨力学强度下降、骨折危险性增加，常在轻微外伤甚至无外伤的情况下发生骨折。骨折的最常见部位是椎体、髋部和腕部。

骨质疏松症的临床类型按病因可分为原发性和继发性两大类。

1. 原发性骨质疏松症　Ⅰ型绝经后骨质疏松症；Ⅱ型老年性骨质疏松症。

2. 继发性骨质疏松症　是指伴有明确的原发病或有继发性导致骨质疏松症的原因者。

【诊断】

1. 临床表现

(1) 多发生在绝经后妇女或老年人，有易患骨质疏松症的危险因素，如种族、生活习惯、运动减少、吸烟、酗酒、长期摄入咖啡因等。

(2) 临床表现：①有不明原因的突然发生的局限性或较广泛的背痛；②有骨折或骨折史，无明显外伤史或仅有轻微外伤史；③绝经后身高明显下降或有驼背。

2. 辅助检查

(1) 骨密度测定：低于同龄正常人骨密度1～2个标准差者为骨量减少，低于同龄正常人骨密度2个标准差以上者诊断为骨质疏松症。

(2) 骨X线片检查对判断骨质疏松不敏感，骨密度下降30%以上才有明显改变。X线片上骨质疏松的改变有骨密度减低（一般以L3为判断标准）、骨小梁间隙增宽、横形骨小梁消失。骨结构模糊及椎体双凹变形等。X线检查对骨折有不可替代的诊断价值。脊柱的压缩性骨折常见于T11、T12和L1、L2。

(3) 骨吸收和骨形成指标测定：特别是尿吡啶啉和脱氧吡啶啉，及抗酒石酸酸性磷酸酶等有相应的改变。

【鉴别诊断】 原发性骨质疏松症应与下列疾病相鉴别

1. 继发性骨质疏松症

2. 其他骨量减少的疾病 ①各种骨质软化症（钙与维生素D缺乏症、肾小管酸中毒等）；②原发性、继发性甲状旁腺功能亢进；③恶性肿瘤的骨转移；④多发性骨髓瘤；⑤脊椎血管瘤；⑥化脓性脊椎炎；⑦其他。

【治疗】 其治疗目标是：①防止骨量的进一步丢失；②增加骨量；③减少骨痛；④降低骨折的危险性。包括药物、物理疗法、运动疗法、营养疗法与外科疗法。

1. 非手术治疗

(1) 饮食、营养疗法：补充钙质、蛋白质饮食，也要避免过量摄入蛋白质食物。尽量减少导致骨质疏松的危险因素，避免长期大量饮酒。吸烟，过量饮用咖啡因或浓茶等。

(2) 药物治疗：系统、合理的用药，可以增加骨密度、减轻骨痛、降低骨折发生率。根据作用机制分为骨吸收抑制剂、骨形成促进剂及骨矿化促进剂，骨吸收抑制剂包括雌激素、降钙素、异丙氧黄酮、二膦酸盐等；骨形成促进剂包括甲状旁腺素、氟化物、雄激素类及生长激素等；骨矿化促进剂包括活性维生素D和钙剂等。目前，在临床上应用较流行的方案是：联合应用骨吸收抑制剂、骨形成促进剂及骨矿化促进剂，以达到最好疗效。

(3) 物理疗法、运动疗法对所有骨质疏松症患者都是必需的。

2. 手术治疗 对发生骨折的患者，要外科治疗。根据骨折、患者的具体情况，采用内、外固定法。对于有疼痛的骨质疏松性椎体压缩性骨折者，可行椎体成形术或后凸成形术。

第三十二章 痛 风

【概述】 痛风是一组遗传性或获得性尿酸代谢失调的疾病，分原发和继发两种类型。其临床特点为血尿酸增高，尿酸结晶沉积于软骨、骨关节而诱发急性关节炎，反复发作，也可形成慢性痛风性关节炎及关节畸形。尿酸盐结晶沉积于皮下组织及肾脏，则形成痛风石和肾尿酸结石。

【诊断】

1. 临床表现 急性关节炎常在夜间突然发作，因外伤、手术、感染、饮酒、高蛋白饮食、过劳、精神紧张而诱发。初期单关节受累，以拇指及第一跖趾关节为好发部位，其次为手足小关节、踝、足跟、膝、腕、肘和指关节。极少发生于骨盆、脊柱等处的关节。全身症状有发热、头痛、脉搏加快等，局部可有红、肿、疼痛等症状。急性发作数周后，症状可完全自行缓解。若无适当治疗，发生次数逐渐增多，间歇期逐渐缩短，形成慢性痛风性关节炎，关节逐渐破坏，失去运动功能。

2. 体格检查 受累关节局部红、肿、热、压痛，关节畸形，活动受限。偶见肿大处破溃，可见白色牙膏样内容物。部分患者可触及痛风石，好发部位为耳廓及手指小关节周围。

3. 实验室检查 痛风患者都伴有血尿酸盐的增高，但由于尿酸本身的波动性（如急性发作时肾上腺皮质激素分泌增多，利尿酸作用加强），及进水、利尿和药物等因素影响，有时检测血尿酸盐可以正常，须反复检查才能免于漏诊。

4. X线检查 早期骨关节无明显变化，晚期关节间隙变窄，关节面不规则。关节软骨下骨可见圆形或不规则透亮区，也可以呈虫蚀样、囊状或蜂窝状，病变周围骨密度升高，界限较清。这提示尿酸盐沉着和骨质破坏吸收点，有诊断意义。痛风结石可表现为钙化阴影。

【鉴别诊断】 急性痛风性关节炎应与化脓性关节炎、蜂窝织炎、外伤性关节炎、急性风湿病等相鉴别。慢性痛风性关节炎应与类风湿性关节炎相鉴别。类风湿性关节炎多见于女性，发病缓慢，常侵犯大关节、多关节，表现为对称性、游走性。关节附近的痛风石具有鉴别诊断价值。秋水仙碱对类风湿性关节炎急性发作无效，这也有助于诊断。

【治疗】

1. 控制饮食，禁食富含嘌呤和核酸的食物（如脂肪、动物内脏，扁豆等），禁酒。避免受凉和劳累。平时注意多喝水，促进尿酸排泄。

2. 急性发作期可以服用秋水仙碱，每小时 0.5mg，第一日口服总量 4～6mg，以后每日 0.5～1.5mg 维持，一般 3～4 天可以控制。其他的非甾体类抗炎药，如布洛芬、吡罗昔康等药也有镇痛作用。当病情严重而上述药物疗效不明显时，可以使用皮质激素，患者在急性期应注意卧床休息，局部冷敷，24 小时后可热敷，大量饮水。

3. 慢性期主要使用促进尿酸排泄、抑制尿酸再吸收的药物，如丙磺舒、磺吡酮、别嘌呤醇等。

关节内形成痛风石者，可以行关节清理术。关节囊及周围韧带巨大痛风石切除后，可能会导致关节不完整和不稳定，必要时应重建关节囊和韧带。如巨大痛风石侵犯皮肤者，必要时需切除部分皮肤，如无法缝合，可采用转移皮瓣进行修复。如病变破坏关节可选择关节成形术或关节置换术。

第九篇　非化脓性骨关节炎

第三十三章　类风湿性关节炎

【概述】 类风湿性关节炎（RA）是一种常见的能引起全身性关节损害的慢性结缔组织疾病。主要病理变化为关节滑膜的慢性炎症，血管翳形成，软骨和软骨下骨破坏，最终导致关节畸形、强直和功能丧失，大部分患者的血清类风湿因子阳性，并可有关节外其他器官与组织受累的表现。目前多认为本病是一种自身免疫性疾病。

【诊断】

1. 典型表现

（1）好发于中年女性。好发于手足小关节，尤其是近侧指间关节、掌指及跖趾关节，其次为腕、肘、膝关节等。最初仅累及1～2个小关节，呈游走性，以后发展为多发性和对称性关节炎。

（2）发病缓慢而渐进，病变发作与缓解交替出现，病程可长达数年至数十年；关节疼痛、肿胀，活动受限，多关节受累；最后关节活动极度受限，甚至发生半脱位，畸形或强直。同时伴有不规则发热、体重减轻、脉搏增快、贫血、血沉加快、白细胞数增高等全身表现。

（3）晨僵现象：经常出现晨起时典型的关节僵硬，全身发紧，活动后缓解。

2. 体格检查　手足小关节或受累关节对称性肿胀、畸形或强直，关节功能受限。

3. 辅助检查

（1）实验室检查：患者有轻度贫血，白细胞计数及分类多为正常，但嗜酸性粒细胞可增多，其他可有高丙种球蛋白血症、低补体血症。病变活动期血沉、C反应蛋白增高。类风湿因子试验阳性者约占70％～80％。

（2）关节液检查：关节液混浊，白细胞数增多，中性白细胞约占50％～70％，关节液中类风湿因子（RF）阳性率较高。

（3）X线表现：早期仅见软组织肿胀，以后出现骨质疏松，关节间隙变窄，关节面边缘侵蚀及骨质内小囊状破坏，可发生关节畸形和骨性强直。

（4）MRI和CT：可以直接观察到齿状突的骨侵蚀，关节早期移位，颈椎脊髓的受压，MRI也可以较早显示滑膜及软骨的病变。

诊断标准：根据美国风湿病协会1988年制定的标准，类风湿性关节炎的诊断包括：①晨僵≥1h（≥6周）；②3个或3个以上关节肿胀（≥6周）；③腕、掌指关节的近侧指间关节肿胀（≥6周）；④对称性关节肿胀（≥6周）；⑤手的X线片有典型RA改变并且包括糜烂和明确的骨质脱钙；⑥类风湿结节；⑦类风湿因子阳性（所用的方法在正常人群中的阳性率不超过5%）。具备上述标准4项或4项以上（1～4项须持续6周以上），可确立诊断。

【鉴别诊断】 类风湿性关节炎需要与其他结缔组织病如系统性红斑狼疮、硬皮病、混合性结缔组织病进行鉴别诊断；另外也要注意与血清阴性脊柱关节病如强直性脊柱炎、瑞特综合征、银屑病关节炎进行鉴别诊断；同时还要和骨关节炎、痛风性关节炎、风湿性关节炎进行鉴别诊断。

【治疗】 RA治疗的主要目的：①缓解疼痛；②减轻炎症；③减少不必要的不良反应；④保护肌肉和关节的功能；⑤尽可能恢复日常的生活能力。在RA的治疗上以综合治疗为宜，急性期、亚急性期以药物治疗为主，辅以物理疗法，慢性期则可根据病情选用药物治疗，康复及外科治疗。

1. 非手术疗法

（1）休息：急性期卧床休息，严重者用石膏或支具制动，保持功能位置。

（2）理疗：与功能锻炼相配合使用，可保持和增进关节功能，防止畸形。

（3）药物治疗：症状明显时可选用水杨酸制剂、非甾体消炎镇痛类药物以减轻炎症、缓解症状。严重者可考虑应用激素。

2. 手术治疗 全身情况稳定，药物已将急性炎症控制，亚急性反复发作，病情稳定持续1年以上，且非手术疗法无效，开始出现软骨、骨破坏关节活动受限者，可酌情使用滑膜切除术、关节腔清理术、截骨矫形术、关节成形术或人工关节置换术。

第三十四章　儿童型类风湿性关节炎

【概述】 儿童类风湿性关节炎（JRA）是儿童时期的一种全身结缔组织疾病，主要表现为长期不规则发热、皮疹、淋巴结肿大，常伴有肝脾肿大。病因不明，也称Still综合征。根据起病最初半年的临床表现分为全身型、多关节型和少关节型。

1. 全身型　多见于2～4岁幼儿，占儿童类风湿病的1/4，表现为全身淋巴结肿大、肝脾肿大、贫血三大症状并伴关节破坏，即Still病。

2. 多关节型　只累及关节，通常≥5个，关节呈慢性、对称性受累，以指（趾）小关节受累较为突出，女孩发病多于男孩。其他器官很少累及。

3. 少关节型　累及的关节＜5个，以大关节为主，临床分为两型，Ⅰ型：多见于女孩，发病年龄在4岁以前，膝、踝、肘关节为好发部位；Ⅱ型：男孩发病多，年龄一般在8岁以上，75%以上患者HLA-B_{27}阳性。

【诊断】 国际上尚缺乏统一的JRA诊断标准。1989年美国风湿病协会修订的诊断标准如下：

1. 发病年龄在16岁以下。

2. 1个或多个关节肿胀或积液，并具备以下2种以上体征如关节活动受限、疼痛或触痛及关节局部发热。

3. 病程超过6周。

4. 根据起病最初6个月的临床表现确定临床类型。

5. 除外其他类型幼年关节炎。

【鉴别诊断】 儿童类风湿性关节炎需要与化脓性关节炎、关节结核、反应性关节炎、创伤等相鉴别。

【治疗】

1. 一般疗法

（1）一般原则：急性期卧床休息，加强支持疗法，并适当配合理疗及康复锻炼。

（2）理疗：与功能锻炼相配合使用，可保持和加强关节功能，防止畸形。

2. 药物治疗　根据病情联合应用非甾体类抗炎药，羟氯喹或青霉胺等病情缓解药，类固醇或免疫抑制剂可根据病情适当选用。

3. 手术治疗　可选择滑膜切除术、病灶清除术或关节融合术，可参照类风湿性关节炎选择适合于儿童的手术方法。

【预后】

1. 治愈　症状消失，血液检查正常，关节外形及活动度正常，X线改变恢复正常。

2. 好转　症状消失或减轻，血沉正常或好转，关节外形及活动度好转。

3. 未愈　症状无减轻，功能无恢复。

第三十五章 骨关节炎

【概述】骨关节炎（OA）是一种常见于中老年的慢性关节炎，其发病率为3%，在65岁以上的老年人口中占80%。其基本病变是进行性关节软骨消失和关节边缘及软骨下骨质退行性改变，伴有较轻的炎症反应，又称增生性、肥大性或退行性关节炎。根据病因可分为原发性和继发性两种，继发性因素包括机械性、失用性、先天性和遗传性等。

【诊断】

1. 典型表现

（1）多见于50岁以上女性，65岁以上男性；为退行性病变；好发于负重大、活动多的关节，如髋、膝、踝、颈椎、腰椎等关节。

（2）发病缓慢，早期表现为关节疼痛和发僵，刚开始活动时较明显，活动后减轻，活动多时又加重，休息后症状缓解。晚期疼痛持续，并可出现活动受限、特别是上下楼梯困难，伴有关节积液、畸形和关节内游离体，但关节强直较少见。脊椎骨关节炎除有局部疼痛和活动受限外，有时因骨赘压迫神经根、脊髓而引起肢体感觉和运动障碍。

2. 体格检查　关节肿胀、压痛，浮髌征阳性；关节活动度降低；晚期关节畸形。

3. 辅助检查

（1）X线：关节间隙不对称，患侧变窄，软骨下骨质致密，骨小梁断裂，随之囊性变，关节缘呈唇样骨质增生，可见关节内游离体。

（2）关节镜检：可见关节软骨剥脱，关节内游离体。

（3）同位素检查：如^{99m}锝磷酸盐，可以对软骨活性进行正确评价，对退行性骨关节炎的早期诊断是有帮助的。

4. MRI检查　磁共振可以用来观察软骨的退行性改变，而且对关节液和软组织的变化是很敏感的，但费用比较昂贵，难以普及。

【鉴别诊断】骨关节炎需要与类风湿性关节炎进行鉴别诊断，有时两者也可以同时存在；另外也要注意与痛风性关节炎、结核及神经性关节炎相鉴别。

【治疗】治疗目标：①解除疼痛症状；②维持或改善关节功能；③保护关节结构。

1. 一般疗法 一般治疗应结合休息、理疗、减肥和适当运动。

2. 药物治疗 可选对乙酰氨基酚、NSAIDs等药物消炎镇痛。

3. 手术治疗 关节症状较重的患者，可行关节镜下关节清理术，若发现有导致力学改变的畸形存在，应行截骨矫形或其他矫形术以纠正力线不正，年龄较大而又较重病例可行人工关节置换术。

第三十六章　强直性脊柱炎

【概述】 强直性脊柱炎是一种主要侵犯脊柱，并可不同程度的累及骶髂关节和周围关节的慢性进行性疾病。其特点为腰、颈、胸段脊柱和韧带以及骶髂关节的炎症和骨化，髋关节常常受累，其他周围关节也可出现炎症。

【诊断】

1. 典型表现

（1）多发生于青壮年男性。

（2）发病缓慢，初起时多表现为不明原因的下腰痛及腰部僵硬感，并伴有食欲减退、乏力、低热、消瘦、贫血等全身症状，逐步发展可出现背痛或伴有束带样胸痛，颈部疼痛及活动受限，最后整个脊柱发生强直。合并严重屈曲畸形，颏部抵于胸骨，影响张口。站立和行走时，眼不能平视，仅能看到自己足前小块地面。

（3）发作与缓解交替进行，病程可达数年或数十年。活动期以疼痛和发僵为主，病变部完全强直后，疼痛消失，后遗严重畸形。偶可累及髋膝关节。

2. 体格检查　骶髂关节处压痛，“4”字试验阳性，髋膝关节及整个脊柱活动度下降。

3. 辅助检查

（1）X线表现：主要表现为骶髂关节的改变，表现为髂骨处骨质硬化，关节边缘模糊不清，随后关节边缘不整齐、硬化、关节间隙消失。其他变化有椎体出现骨质疏松、椎间小关节骨质模糊、椎间盘变窄纤维环钙化、前纵、后纵韧带均钙化，形成竹节样脊柱，髋关节也可逐步出现强直改变。

（2）实验室检查：血沉增快，HLA-B_{27}阳性。

诊断标准：对于青年男性有持续腰痛、脊柱活动受限且血沉加快者应考虑本病。临床上较为常用的纽约诊断标准由临床所见和骶髂关节X线表现两个方面组成。

（1）临床所见包括：①腰椎的前屈、侧弯、后伸活动受限；②胸腰椎或腰椎部疼痛；③胸廓扩张受限，取第4肋间隙水平测量，扩张≤2.5cm。

（2）骶髂关节X线表现为5级：①0级正常；②Ⅰ级为可疑骶髂关节炎；③Ⅱ级骶髂关节边缘模糊，略有硬化和微小侵蚀病变，关节腔轻度变窄；④Ⅲ

级骶髂关节两侧硬化，关节边缘模糊不清，有侵蚀病变或关节腔消失；⑤Ⅳ级为关节完全融合或强直。

确诊强直性脊柱炎的条件：①双侧骶髂关节炎Ⅲ或Ⅳ级，同时至少有上述临床标准中之一项者。②单侧骶髂关节炎Ⅲ或Ⅳ级，或双侧骶髂关节炎Ⅱ级，并具备临床标准第1项，或具备临床标准第2和第3项者。

可疑强直性脊柱炎：双侧骶髂关节炎Ⅲ级～Ⅳ级，但不具备任何一项临床标准者。

【鉴别诊断】 强直性脊柱炎需要与类风湿性关节炎、致密性骨炎、弥漫性特发性骨肥厚、机械性劳损和退行性脊柱炎相鉴别。

【治疗】

1. 一般疗法 急性期应适当休息；综合治疗应加强理疗及功能锻炼，防止畸形。

2. 药物治疗 根据病情选用NSAIDs药物、细胞毒药物或免疫抑制剂、雷公藤、肾上腺皮质激素等药物消炎镇痛，缓解症状。

3. 手术治疗 对出现椎管狭窄者，可行椎管减压术；对严重驼背畸形者，可行矫形术；髋关节强直者可行关节置换术。